AF448936

Emma Di Bella

IO SONO GUARITA!

La mia esperienza con l'alimentazine del gruppo sanguigno

Autore Emma di Bella
iosonoguarita@gmail.com

Revisione e Editing a cura della dott.ssa Manuela Mauceri
mauceri.manuela@gmail.com

Progetto grafico, immagine di copertina e impaginazione a cura del
dottor Valentino Presti
valentinopresti@gmail.com   www.valentinopresti.com

Prima Edizione - 2021
Self Publisher

ISBN 979-12-200-8399-7

NOTA: per una conoscenza specifica della dieta in base al gruppo
sanguigno si rimanda al libro "La dieta del dottor Mozzi - Gruppi
sanguigni e composizioni alimentari"

A Dino…

*Non cambierai mai la tua vita finché
non cambierai qualcosa che fai tutti i giorni.*
Mike Murdock.

Indice

Ringraziamenti

Per questo mio percorso, desidero ringraziare innanzitutto la mia amata sorella Emanuela, la prima a farmi conoscere questa alimentazione. Chi desidera la tua salute è una persona speciale, che ti ama in modo incondizionato.

Ringrazio il mio carissimo amico Dino, che mi ha dato la forza, la volontà per poter provare e l'amore per poter perseverare.

Ringrazio il mio compagno Carmelo, che con tanto amore ha saputo accompagnarmi in questa mia "follia". So che non è stato facile per lui, ma oggi è anche lui felice ed entusiasta del nostro percorso.

Ringrazio la dott.ssa Manuela Mauceri, per l'editing e tutti i suoi consigli.

Ringrazio il grafico e illustratore, nonché amico, dott. Valentino Presti.

Ringrazio tutti i mei amici Medici che mi hanno sempre aiutata con tanto amore.

Ringrazio la chef Sara Giulia Tommasi e il suo inestimabile lavoro grazie al quale riesco a riprodurre ricette golosissime adatte al mio gruppo sanguigno.

Tantissimi ringraziamenti vanno al dottor Piero Mozzi e al figlio, dottor Martino Mozzi, per i loro insegnamenti e per aver divulgato la loro conoscenza.

Premessa

Perché ci ammaliamo?

Qual è la causa della maggior parte delle nostre malattie?

Lo stress?

Ma veramente ci accontentiamo di accettare questa risposta come oro colato?

Perché ci amiamo così poco….?!

Io non mi sono più accontentata e, dopo un lungo cammino su diversi sentieri, ho cassato del tutto questo verbo, in tutte le sue coniugazioni e declinazioni!

Ho sofferto di vari problemi di salute; piccoli o grandi che essi siano stati, credo che ognuno abbia le proprie misure di valutazione e che nessuno debba giudicare il grado di malattia fino a quando non ci passa personalmente. L'unità di misura delle situazioni variamente problematiche è squisitamente soggettiva. La realtà, come ci insegnano i più illustri filosofi del passato e gli orientamenti odierni, non è qualcosa di esterno, di altro rispetto all'individuo; la realtà è continuamente costruita dall'individuo. E ogni tentativo di assolutizzare, di oggettivare, sortisce l'unico effetto di svilire la persona, mortificandola.

Detto ciò, avere per quattro anni quattro coliti al giorno significa "soffrire". È veramente difficile da gestire, vuol dire che non hai più la libertà di scegliere come passare le tue giornate, perché tutto dipende da Sua Santità il Gabinetto, che dovresti avere, ovviamente strapulito, a portata di mano (o, meglio, di altro…) h 24. Vuol dire rinunciare a tante serate con amici e parenti, vuol dire piegarsi in due dai crampi allo stomaco, vuol dire trascorrere più di due ore al giorno, tutti i giorni, in sala da bagno a maledire tutto e tutti.

Dolori lancinanti, vita sociale zero, tempo preso e letteralmente lasciato andar via con lo sciacquone.

Che bella prospettiva, eh!

Che delizioso quadretto!

E quando il tuo colon non funziona più a dovere? Quando la medicina non ha una valida soluzione e non riesce a guarirti? Allora, da protocollo, interviene la chirurgia: per forza maggiore, finirà con l'asportarti una parte del colon e, non di rado, con l'attaccarti una sacca delle feci (a quel punto, diventa Santa pure lei) allo stomaco, che tu dovrai passeggiarti per il resto della tua vita.

Ma ci pensate? Io decisamente no, non ci posso pensare.

Per fortuna, anche nei momenti più difficili, non ho mai del tutto rinunciato all'idea di godere a pieno delle tante e belle possibilità che il tenore di vita odierno, per fortuna, ci offrono. Potrei dire che il lumino della speranza non s'è mai spento in me; ma, piuttosto, siccome sono sempre stata una leonessa, in termini di voracità con la quale "acchiappo" la vita, è più giusto dire che in me questo carattere non s'è mai placato, non s'è mai piegato, mi ha accompagnata a non "accontentarmi".

Così, ho perseverato nel mio cammino di ricerca.

Ho imparato ad ascoltare e interpretare i segnali del mio corpo; all'inizio, mi sembrava assai difficile percepirli, mi sembrava arrivasse solo silenzio…ma, dopo poco allenamento, hanno iniziato a giungermi con forza assordante. E oggi, sono molto più consapevole di prima.

E se vi dico che sono guarita senza assumere nessun farmaco, voi potete credermi?

Anche io ero scettica, ma il mix di disperazione, tenacia e curiosità mi ha dato la spinta per provare. E ho fatto benissimo, perché ho ottenuto dei miglioramenti eccezionali, a costo zero e in tempi brevissimi. Io ho studiato e messo in pratica in maniera veramente militare i consigli alimentari del dottor Piero Mozzi, seguendo l'alimentazione del mio gruppo sanguigno.

Questa è la mia storia e tutto ciò che riporto corrisponde a verità, non ho dovuto inventare niente. Forte dei risultati raggiunti, in termini di salute e di qualità di vita, ho deciso di divulgare la mia esperienza, perché essa possa servire a qualcuno.

Tengo a precisare che non sono un medico e non do consigli usciti dal mio cilindro…non mi permetterei mai. Come leggerete, anche quando mi addentro nelle questioni un po' più tecniche, non ho cercato di celare o imbellettare il mio racconto con competenze di gergo medico che non mi competono. Ho mantenuto il mio linguaggio, da "donna della strada", per il desiderio di giungere al cuore, prima ancora che alla mente, l'emozione che può innescare, accendere l'azione.

Cambiare alimentazione è sicuramente molto difficile; diciamolo, non è una passeggiata, ma come tutte le cose in cui crediamo, non è neanche impossibile.

Cambiare si può, non cerchiamo scuse e, se ce l'ho fatta io che, come leggerete, per il cibo sono sempre stata veramente terribile, credetemi, potete farcela pure Voi!

È vero anche che ognuno dovrebbe avere non solo un obiettivo, una meta cui tendere, ma anche un motivo, una spinta, che funga da motore propulsivo potentissimo. Soprattutto all'inizio, quando ci è richiesto di ripensare al nostro quotidiano, a rivedere abitudini di una vita che ci portiamo dentro come fosse parte delle nostre viscere, in un contesto che, peraltro, sembra girare del tutto all'incontrario. Se manca questa spinta volitiva forte, il pericolo che la nostra azione si risolva in un ennesimo fallimento, devo avvisare, è sempre dietro l'angolo.

Io ho avuto il mio, di motivo, che mi appresto a raccontarvi in queste pagine. Mi auguro che il vostro sia più semplice e privo di disperazione, come invece è stato il mio, ma non per questo meno potente!

In principio era "u masculazzu"

Io sono Emma, classe 1978. Ho letto che tra le varie origini, il mio nome può significare anche "forte e potente". Sono cresciuta in una famiglia dove vigeva un grande rispetto per i medici.

Mia madre, amministrativa contabile, ha sempre lavorato in importanti strutture ospedaliere e mediche della mia Catania.

In 37 anni di carriera, conobbe una quantità spropositata di personale medico, paramedico e non pochi professori universitari. La sera, quando ci riunivamo tutti intorno al tavolo della cena, allietava la conversazione con piccoli o grandi aneddoti di questo o quello. Non dico di ognuno — *37 anni a veder lo scorrere della vita medica da dietro una scrivania son davvero tanti!* vi starete dicendo —, ma di molti, ci raccontava qualcosa, un aneddoto, un quadretto, un particolare, una fisima, con tale partecipazione emotiva e vividezza che poi, quelle immagini continuavano a risuonare con forza nella mente di me ancora in fiore, non solo nei giorni a venire, ma a lungo, molto a lungo durante l'arco della mia vita.

A distanza di tempo, posso certamente asserire che ciò che traspariva sempre, netta e nitida, fosse senz'atro la grande stima e fiducia che lei, la mia mamma, nutriva per ciascuno di loro.

Sono la secondogenita di quattro figli, diciamo, la più scapestrata, la ribelle, la viaggiatrice, *u masculazzu*[1], come solevano chiamarmi familiari e amici.

Sono infinite le cose un po' pazze che ho combinato da ragazza; di certo, ero una tipa senza paura di niente.

"Mia figlia Emma la parola paura non la sa neanche scrivere!" disse mia madre al medico di famiglia, quando ho attraversato il capitolo più allucinante della mia vita. E ne parleremo più avanti. Al momento, concentriamoci su *u masculazzu*, che è tutto un altro capitolo!

Da giovane ho praticato tantissimi sport, prima di trovare la mia grande passione: la pesca subacquea notturna in apnea. Praticavo questo sport con grande gioia e investimento, fisico e emotivo, senza nemmeno far troppo caso al fatto che fossi la sola donna. Anche se conoscevo parecchi uomini che praticavano la pesca diurna, andare a pescare di notte faceva paura a tanti di loro.

"Sei matta" mi dicevano in coro, *"non hai paura?!"*

Paura… ma paura di cosa? Non andavo da sola. Andavo con amici molto esperti, conoscevo le tecniche e mi sentivo sicura, quindi, per me, era del tutto naturale.

Un'estate, prima del Diploma, mi trovavo a Letojanni, un ridente centro balneare della costa Ionica siciliana, dove lavoravo in una famosa scuola di parapendio e sport estremi.

---

1 Ossia "il maschiaccio". Quando l'aggettivo viene riferito a una persona di genere femminile, si vuol sottolineare il suo carattere particolarmente forte, qualità che, nella cultura tradizionale del Sud, è ascritta all'uomo.

Un giorno, il titolare mi ordinò: *"Emma, mettiti le bombole e vai a mare a fare un servizio televisivo per una rete locale"*.

In quell'istante, mi sentii davvero felice. Per me era la prima volta che usavo le bombole da immersione, così, dopo le brevi istruzioni di sicurezza spiegate dall'istruttore, mi immersi in mare insieme al gruppo. Finita l'immersione venni intervistata subito dalla bella signorina bionda della trasmissione e mia madre vide il servizio in diretta, ignara di tutto.

Quando si accorse che ero io a parlare al microfono dopo l'immersione, iniziò a telefonare e a sgridarmi disperata.

"Mamma non ti preoccupare, stai tranquilla". La rassicurai.

Disgraziata, come il ruolo di figlia in simili circostanze impone, con la voce cercavo di calmarla *"Mamma non ti preoccupare, stai tranquilla"*, e con il cuore esultavo, me la ridevo e me la godevo alla grande!

Sempre nella medesima scuola, mi consentirono un volo con il parapendio in biposto e con l'istruttore.

Decollammo da una montagna di 800 metri di altezza, per poi arrivare a quota 1200 metri e galleggiare, per quasi un'ora, nel cielo immenso di quell'agosto siciliano. Allo sconvolgimento fisico, che mi prese direttamente alle viscere, subentrò una lunga e intensa esperienza di "librazione".

Per un'ora, smisi d'essere Emma, classe 1978, *u masculazzu*, e fui il giovane e valoroso "Gabbiano Jonathan Livingston".

Insomma, una bellissima esperienza. Ma solo per gli amanti … dell'aria aperta!

Per non parlare dei viaggi.

Nel settembre del 1998, all'età ancora di 19 anni, dopo

aver lavorato a Letojanni per la stagione estiva, decisi di partire per il Senegal, da sola.

Immaginate all'inizio mia madre. Scegliendo di alloggiare in un famoso villaggio turistico francese, lei si tranquillizzò, anche se so perfettamente che non trovò riposo in nessuna di quelle, per lei troppo lunghe, notti.

— *E cosa vuoi che sia? Una ragazza sola in un bellissimo villaggio turistico all inclusive forse non avrebbe fatto scalpore nemmeno negli anni '70, figuriamoci negli anni '90, alle soglie del nuovo millennio!* Direte voi. Ma andiamo avanti, e considerate che ero pur sempre *a figghia fimmina*[2] di una bellissima famiglia del profondo Sud —.

Dopo il diploma di geometra, partii alla volta di Israele, per lavorare per la stessa compagnia di villaggi turistici francesi, il *Club Méditerranée*.

Trascorsi lì 5 mesi. Facevo la guida marina sul mar Rosso ed ero felicissima.

La mia famiglia, non solo la mamma, invece e come di consueto, era costantemente preoccupata.

Sempre per lavoro, andai in Francia, in treno e da sola. Affrontare i viaggi da sola era l'aspetto che più mi divertiva, mi entusiasmava, mi faceva sentire profondamente viva!

Nel 2010 feci un tour in Tunisia da sola, con la mia auto. Mi imbarcai a Palermo, con la macchina piena di bagagli e rimasi in Tunisia 35 giorni.

Non potete immaginare la mia gioia nel girarla tutta da nord a sud, da Tabarka a Douz, e poi via nel deserto…

Insomma, ho fatto veramente tante cose, molte in assoluta autonomia, durante la mia giovinezza, senza pormi

2 La figlia femmina.

mai ostacoli, senza paura di niente. Fino a quando arrivò il giorno in cui, per un semplice temporale, iniziai a piangere, proprio come una bambina.

D'improvviso furono lacrime e tremori

Probabilmente la mia famiglia non mi vedeva piangere da anni; non ero mai stata una ragazza dalla lacrima facile, eppure, quel giorno arrivò.

Sulle prime non mi feci troppe domande. In questo, il mio carattere determinato e forte, di chi in barca sta al timone, rendeva ai miei occhi ogni accadimento della vita, anche il più spinoso e arduo, un modo per crescere, per ritrovarmi, dopo l'affronto a viso aperto, più forte e consapevole di prima. Anzi, maggiore era la misura del problema da affrontare, della prova da superare, maggiore sarebbe stata la ricompensa in termini di accrescimento di consapevolezza di me.

Un giorno, però, qualcosa dentro di me si ruppe. O meglio, un giorno, mi resi conto che qualcosa dentro di me si era già rotto, ma ne ignoravo (e questo fu davvero strabiliante) il come, il quando, il perché. Il timore che il timone non fosse più tra le mie mani mi attraversò, sedimentando nel profondo, in un mattino d'inverno. Non era né particolarmente freddo, né particolarmente uggioso.

Quel giorno non permisi a mio fratello Antonio di preparare il caffè, e quindi di accendere il gas, semplicemente perché era in corso un temporale. La combinazione tra quel fuoco domestico e il rumore dei tuoni (peraltro ancora distanti, quindi nemmeno troppo acuti) creò in me una sorta di cortocircuito emotivo: venni colta da una improvvisa e forte paura e scoppiai in un pianto a metà tra l'isterismo e la rassegnata disperazione.

Per rendere la paura da cui fui colta, dico solo che quel giorno, il caffè, lo prendemmo a pomeriggio inoltrato, ovvero, a temporale del tutto scampato.

Cosa mi succede? iniziai a chiedermi, incredula, come se non si trattasse di me, ma di un'altra Emma. In realtà, già da qualche tempo, se lo chiedevano tutti i miei cari.

Di cosa avevo paura, da un giorno all'altro, all'improvviso senza una logica spiegazione?

Io non sono pazza, non sono impazzita, lo sento. Di ragionare ragiono, sono lucida. E perché in certi momenti perdo la lucidità? Perché piango all'improvviso?

Perché questi attacchi di tachicardia, questi attacchi di ansia improvvisa, questi attacchi di panico? Perché questi malesseri?

Cosa sta succedendo al mio corpo e alla mia mente?

Da un giorno all'altro, dunque, i miei dialoghi interni erano tutti di siffatta specie. E più mi interrogavo, più non ci capivo nulla. Ovviamente, come la mamma mi aveva sempre insegnato, feci riferimento a vari medici.

C'è da dire che, a quel tempo, il mio peso iniziò a lievitare. Non che fossi mai stata esile. Essendo di alta statura (1 metro e 75, almeno per gli standard di una donna mediterranea, è una misura di tutto rispetto!), sempre molto sportiva e assolutamente una buona forchetta, il mio peso era sempre oscillato tra i 70 e i 75 chili. In quel periodo, però, iniziò ad aggirarsi intorno agli 80.

Ecco spuntare dai meandri la parola magica, quello che oggi giustifica tutto e tutti, quello che oggi sembra essere la causa di tutti i mali: *LO STRESS, LA MALATTIA DEL TERZO MILLENNIO.* I diversi specialisti (medico di famiglia, gastroenterologo, ortopedico) che consultai.

Sì, lo stress. Ma lo stress per cosa?

Più che altro la domanda che mi ponevo era *cosa mi provoca così tanto stress?*

Ed ecco arrivare la seconda risposta, in coro: *IL TROPPO LAVORO, L'ESAURIMENTO!*

Mah, sarà. Ma io ho sempre lavorato nella mia vita, mi dicevo puntualmente alla fine di ogni consulto.

Certo, a onor del vero, in quel periodo il mio lavoro era autonomo e quindi particolarmente pieno di responsabilità.

... per via dello stress

Ad appena trent'anni, giunsi a un impasse lavorativo. Non è che la cosa mi sembrasse pesante o mi provocasse chissà cosa. Diciamo che il fatto di trovarmi senza un lavoro, mi causava un certo *"sfruculiamento"*[3], per cui mi diedi presto da fare e, dopo attento (almeno così a me parve di fare) lavoro di analisi e progettazione, intrapresi una strada autonoma, sviluppando un progetto che poi si concretizzò con un e-commerce di eccellenze siciliane.

Sì, le eccellenze. Perché, come forse avete intuito, per me il buon cibo è stato sempre una grande passione, una fissazione. *E, allora, perché non farne anche uno strumento di lavoro?* Ho sempre puntato sulla buona qualità del cibo, come mia madre mi ha insegnato.

Ero cresciuta in una casa in cui non esistevano surgelati: in freezer c'era sempre e solo del gelato, e poi la carne dal macellaio di fiducia e così anche per pesce, frutta e verdura, freschi di giornata. A casa nostra non sono mai esistiti cibi pronti acquistati al supermercato e da riscaldare al microonde.

Certo, con 4 figli, come in tutte le case, c'era sempre la dispensa piena di biscotti, dolcetti, creme dolci, cereali e

---

3 Letteralmente: stuzzicare. Si dice, anche in senso metaforico, di qualcosa o qualcuno che desti in modo particolare la nostra curiosità.

dolciumi vari anche se, per lo meno nostra madre, puntava sempre sui prodotti di marca e qualità.

È vero che sul mio progetto avevo puntato tutto.

Tutta la mia famiglia mi ha sempre sostenuta e mi ha sempre aiutata, così anche per la realizzazione del mio e-commerce. Mia madre chiese un prestito (che restituì interamente, nel corso degli anni) e nessuno dei miei fratelli batté ciglio, nemmeno quella volta. Nemmeno per quello che si rivelò il più grande disastro della mia vita!

Malgrado mi spesi senza sosta e senza riserve in quel progetto, per portare avanti la mia attività, non esiste altro termine per descriverne l'epilogo: FALLIMENTO. Sì, perché il mio e-commerce ,purtroppo, fu un totale FALLIMENTO!

Sicuramente mi sono sentita in colpa per anni, stavo molto male; mi bruciava e non riuscivo ad accettarlo, men che meno, poi, per il fatto d'averlo avviato grazie all'aiuto materno. A mente serena, ero comunque capace d'essere più clemente verso me stessa: avevo lavorato per 4 anni senza sosta, senza ferie e senza orari, mai un solo euro per comperare qualcosa che non riguardasse strettamente quell'attività. Figuratevi che ebbi pure la faccia di battezzare "la mia figlioccia" e presentarmi alla cerimonia senza regalo.

Averci messo tutto l'impegno possibile fu ciò che alla fine mi consolò, e che riuscì, piano piano, a riappacificarmi con me stessa.

Eppure, i miei malesseri continuavano ad essere molti e tutti senza un perché, una logica spiegazione.

Con una cadenza all'incirca trimestrale, soffrivo, o meglio, si verificava l'herpes labiale, anch'esso causato dallo *"stress o dal cambio stagione"*, dicevano i medici.

Il fatto d'essermi sentita sempre come animata da una fiamma interna che mi ha sempre resa attiva e una un poco agitata — *esagitata, dite?!* — non esclude il fatto che sia stata anche molto riflessiva e capace di spaccare il capello in quattro, pur di capire a fondo le cose, il motivo delle cose, con particolare riguardo al perché dei malesseri, delle malattie. Non v'è dubbio che il campo medico mi abbia sempre affascinata, *forse per via di quei tanti racconti materni che avvolgevano la nostre cene familiari?*, mi chiedevo tra me.

A scanso di equivoci, desidero precisare dire che fino ad allora non avevo sofferto quasi di niente.

Pensate che l'ultima volta che avevo avuto la febbre, avevo solo 11 anni.

L'unica cosa di cui soffrivo, erano le allergie nel periodo primaverile.

All'età di 12 anni, tramite i test specifici, scoprii d'essere allergica alle graminacee, alla fioritura dell'ulivo, all'erba di vento, alla parietaria — *Insomma alla primavera in generale*, direte voi, *Sì!* —.

Ricordo tutte le primavere della mia fanciullezza. Per me, era il periodo dell'anno più difficile da affrontare. Esattamente da fine marzo ai primi di giugno, la mia allergia era talmente forte e insopportabile che... "mi sbatteva a testa mura mura"[4]. Sì, proprio così. Gli occhi costantemente in lacrime, il naso gocciolava continuamente, gli

---

4 Letteralmente, sbattere il capo contro il muro, espressione dialettale per significare lo stato massima di intolleranza al fastidio/dolore di una persona.

starnuti erano veramente forti e continui, e tutto questo l'intero santo giorno, ogni giorno per almeno due mesi. Pensate che, una volta, a causa dei continui starnuti, mi si sono accavallati i muscoli della cervicale e dovetti indossare il collare per un mese. Non mi potevo muovere. L'unica cosa che mi dava sollievo era quando andavo al mare, per via dei lavaggi nasali con l'acqua marina. Crescendo, imparai che anche a casa avrei potuto riprodurre quel rimedio naturale e così tanto salutare, dosando, appunto, acqua e sale.

Ovviamente il mio medico mi prescriveva degli antistaminici che assumevo ogni anno, ma che mi procuravano, 30 anni fa, una sonnolenza senza eguali.

Un anno, organizzammo con i miei amici pescatori un lungo week-end di pesca. Ci saremmo accampati in spiaggia, nei pressi di Marzamemi, in provincia di Siracusa.

Quando i miei amici vennero a prendermi a casa, mia madre li accolse come dei Salvatori: *"portatela a mare presto, sta molto male!"*, urlava in preda a una crisi da impotenza materna. Io, già da alcune ore, stavo chiusa in bagno, disperata, a sbattermi la testa contro il muro, con gli occhi lacrimanti e il naso che colava ininterrottamente. Emettevo qualcosa come una ventina di starnuti al minuto. Io ero stanca, al limite dello sfinimento. Mia madre, disperata perché non sapeva come darmi aiuto.

Oltre allo iodio di mare che, come tutti sappiamo, è un vero tocca sana per le vie respiratorie, in quei giorni, ci nutrimmo esclusivamente del nostro pescato. In quei pochi giorni, effettivamente, sembravo rinata.

C'era una cosa che non riuscivo a capire e che mi lasciava sempre più perplessa: malgrado i test avessero decretato la mia allergia alle graminacee, alla mia domanda *"Dottore, ma posso mangiare il grano?"*, la sua risposta rimaneva immutata e sicura: *"Certamente, puoi mangiare tutto"* rispondeva lui.

In seguito, durante la mia permanenza in Israele, contrassi la gastroenterite, con dissenteria, vomito, senza febbre ma uno stato di generale malessere.

Da giovane ho sofferto per via dei denti, pensate che ne ho tolti 5!

Dunque, per fortuna non ho mai avuto malattie gravi, né ho mai dovuto subire un intervento grave.

Però da qualche anno soffrivo di questi disturbi, che per molti saranno una sciocchezza, ma il punto stava nei disagi che essi portavano e che non mi permisero di vivere la mia vita con serenità.

Così, in quel periodo mi dicevano *È LA DEPRESSIONE, È LO STRESS*. Per me non era una risposta soddisfacente, che non mi accontentava. Doveva certamente esserci dell'altro! Più che altro volevo capire la causa della mia depressione!

Ancora una volta, recupero dal cilindro altri ricordi.

Un altro episodio in particolare. Mi trovavo a casa dei miei e, per via di un meteo (anche questa volta) poco clemente, fui colta da un'ansia incontrollabile, da un pianto inconsolabile subito dopo pranzo. Mi sentii male, malissimo!

"Io ho vissuto la guerra. A noi ci bombardavano e io non la conosco questa ansia e questi attacchi di panico. Me lo vuoi dire che cavolo

hai, finalmente?" Queste le parole di mia nonna materna, novantenne! Esasperata per il mio comportamento così poco consona a una donna adulta e vaccinata (come si dice), iniziò a sgridarmi con tutto il fiato che aveva in gola. Questa frase, a mente lucida, mi ha dato modo di pensare, di riflettere.

Perché la nonna non aveva mai sofferto di ansia e di attacchi di panico nonostante le bombe, la guerra, la fame? Perché?

Eppure una guerra sarebbe una buona motivazione per avere paura. Altroché!

Se ci fosse una guerra oggi sono certa che mezzo mondo morirebbe di paura, ma perché?

Cosa è cambiato dal 1924 (anno di nascita di mia nonna) ad oggi? La cosa più logica che viene da pensare è sicuramente il benessere a cui oggi quasi tutti siamo abituati.

Telefoni, PC, Internet, macchine, abiti, vacanze, Facebook, Instagram.

Se oggi ci fosse una guerra e se noi, improvvisamente, causa forza maggiore, fossimo privati di tutto questo, sono certa che non la paura, ma il panico più totale si impossesserebbe di noi!

Ma perché? Per la privazione?

Se fosse così, ogni persona, privata di qualcosa o qualcuno, dovrebbe soffrire di attacchi di panico… Eppure non è così.

E quindi? Qual è la risposta a queste domande?

Perché oggi, nel 2021, tantissime persone soffrono di ansia e attacchi di panico?

Di certo non sono l'unica, ma… perché proprio a me?

Quando ci si ammala è la prima domanda che ci poniamo tutti.

Non riuscivo a darmi pace e a capacitarmi di quanto mi

stesse davvero accadendo. Il mio corpo con forza stava tentando di dirmi qualcosa. Io ero in ascolto, ma, ancora, non riuscivo a cogliere, comprendere, arrivare al fondo di quanto mi accadeva.

Eppure ero sempre stata una persona con un carattere molto forte, impavida dinanzi alle difficoltà.

"*Non preoccuparti, sei diventata DONNA*", mi disse un mio caro amico.

Nemmeno questa risposta mi soddisfaceva. Pur provenendo da una voce amica, una persona che certo mi voleva bene, non mi pareva credibile che una donna (nella fattispecie io), per esser tale, dovesse passare per una sorta di rito di iniziazione, un rito per il quale, peraltro, dovesse portarla a un profondo disagio con sé stessa e a un costante malessere fisico e psichico. Sì, perché l'effettiva correlazione tra soma e psiche è accettata a tutti i livelli.

Resta di fatto che questa forte tachicardia, questa ansia e attacchi di panico non mi facevano più vivere. Ricordo che tutto mi faceva paura, perfino guidare da sola; non riuscivo più farlo con serenità, volevo sempre qualcuno che mi facesse compagnia. Pensavo sempre *se mi succede qualcosa e sono sola come faccio?*.

Insomma, tutte le volte che uscivo, sola o in compagnia, già dopo pochi istanti, non vedevo l'ora di tornare a casa. In primis perché ero sicura che avrei avuto bisogno della mia sala da bagno, e poi per via di questa sensazione di ansia perenne.

Oltre all'ansia e agli attacchi di panico, negli anni, ho

avuto altri problemi di salute.

Per 4 anni, esattamente dal 2013 al 2017, ho sofferto spesso di coliti.

Qualsiasi cosa mangiassi, mi causava disturbi intestinali, dapprima radi e tenui, poi sempre più frequenti e lancinanti. Come da protocollo, mi furono prescritti fermenti lattici e farmaci vari, presenze, in breve, divenute veramente quotidiane.

Avevo sempre un farmaco che doveva risolvere il mio problema, ma che poi il mio problema non lo risolveva affatto. Certo, nel breve periodo, lo tamponava, lo prendeva in giro, diciamo così; ma, poco dopo, il problema si ripresentava con tutta la sua forza e di fatto, nessuno dei farmaci che prendevo lo risolveva.

Perché queste coliti 4 volte al giorno?

Perché le mie feci continuano ad essere di colore giallo arancio?

Perché lascio il bagno sempre con afrori a dir poco nauseabondi? Con puzza!

Lo so, non sta bene parlare in modo esplicito di certe cose. E facciamo finta che non ne abbia parlato. Però, se vogliamo andare al fondo delle cose, dobbiamo imparare ad essere onesti con quanto ci accade, prestare attenzione anche a ciò che non vorremmo fosse, che le buone maniere ci impongono di ignorare, ma che, invece, è. Dobbiamo imparare a conoscere e dare risposta ai segnali, deboli o forti che siano, che il nostro corpo ci rimanda.

— *Certo, nessuno profuma* — starete pensando, ma presto scoprirete che non è esattamente così…

Curiosità e rete

Come ogni persona che vive nel terzo millennio, qualsiasi cosa abbia, viene ormai istintivamente approfondire l'argomento su quell'immenso calderone che è la rete.

Con grande disapprovazione di ogni medico, chiaramente, tutti noi andiamo a cercare cause, rimedi e farmaci per i più svariate malesseri e le più severe malattie su internet. Non di rado, post sui Social, ma anche articoli sui settimanali più accreditati, suggeriscono l'opportunità (per non dire che rammentano il dovere sacrosanto) di non confondere Internet con l'Accademia medica. E non posso che concordare. Anche io la penso esattamente così: Internet non è paragonabile, né sostituibile ad una Laurea in Medicina.

Tuttavia, se sai destreggiarti tra la mole di informazioni che in rete trovi, se presti attenzione non solo alla notizia in sé, ma anche al credito che può avere la sua fonte, è anche vero che una forma di nozione può offrirla. Diciamo quel *quid* che può aprirti lo spiraglio verso nuovi orizzonti. Peraltro, spesso sono i medici stessi ad avere dei blog, dei siti, a divulgare pubblicazioni di carattere scientifico ma di facile lettura.

Certo, ora bisogna stare anche attenti a quale medico ti affidi, perché con tutto rispetto, ci sono medici e medici, come in tutti i mestieri.

Personalmente, ho avuto sempre grandissima stima e grande ammirazione per i medici, perché sono persone che affrontano grandi sacrifici, perché studiano sempre, non finiscono mai di studiare! Quello del medico è uno di quei mestieri che non tutti possono svolgere. Io per esempio, non lo potrei fare. Ci vuole tanto amore, perché sei predisposto ad aiutare gli altri, molta passione, impegno, sacrificio e dedizione. Trovo che sia un mestiere veramente difficile!

Eppure quando sono stata dai tanti medici, non è che abbiano soddisfatto in pieno le mie "curiosità". L'origine e la causa dei miei disturbi era sempre la stessa: un generico e omnicomprensivo STRESS, la malattia del terzo millennio!

Dopo ogni consulto, tornavo a casa sempre un po' più sconfitta, sempre un po' più sconsolata. Non solo perché non potevo accettare questa risposta da un medico, ma anche e soprattutto perché continuavo a star male.

Da una persona laureata in medicina mi aspettavo delle risposte soddisfacenti, che mi spiegassero esattamente cosa fosse successo al mio corpo e alla mia mente anche perché mi ritenevo all'altezza di poter capire.

Un giorno, cercando in rete, trovai un'informazione che, almeno per un po', mi convinse.

Carenza di Magnesio. Il magnesio è un minerale essenziale alle nostre cellule, perché da esso dipendono più di 300 reazioni biochimiche. I benefici a esso associati sono molteplici; infatti, sembra che un'assunzione regolare di magnesio: rappresenti un rimedio efficace contro lo stress e la stanchezza fisica, migliori l'umore e la concentrazione, agevoli il corretto funzionamento del sistema cardiaco, regolarizzi e normalizzi battito e pressione cardiaca. Ecco, proprio a causa dello stress, il livello di magnesio nel sangue si può abbassare e, in questo caso, si raccomanda il ricorso a un integratore. (notizie dal web)

Così acquistai il magnesio da utilizzare al bisogno sciolto in acqua calda anche due volte al giorno. Scoprii anche che il magnesio facilitava la digestione. Da quel momento, quando dovevo fare qualcosa che mi spaventava, preventivamente prendevo il magnesio, anche prima di un temporale. E devo ammettere che un po' trovavo sollievo, riuscivo effettivamente a calmarmi.

Avevo trovato, da sola e grazie alle mie ricerche su internet, qualcosa che potesse alleviare le mie sofferenze. *Perché nessun medico me lo ha mai suggerito?* Iniziai a chiedermi un po' indispettita.

Addirittura, secondo alcuni medici avrei dovuto assumere degli ansiolitici, andando a interferire, magari, sul mio equilibrio neuronale.

Forse un sesto senso, forse per via della curiosità che mi aveva portata a documentarmi, me ne tenni lontana. Non ero solita assumere farmaci così pesanti. Diciamo che le mie giornate dipendevano soprattutto dal brutto tempo.

Qui a Catania, per fortuna, abbiamo normalmente un clima che passa dal bello al dolce; ma, quelle rare volte in cui così non è, il cielo s'incazza sul serio.

Nel 2013, a fine luglio esattamente questa mia paura l'ho

attribuita ad un episodio alquanto traumatico.

Mi trovavo a casa mia, una casa che avevo affittato per lavorare al mio e-commerce proprio di fronte la casa di mia madre: ci separava solo una stradina larga due metri e mezzo.

Quel giorno mia madre e mia nonna andarono al mare, incuranti del maltempo in arrivo.

Nella mia camera da letto, quando pioveva, entrava un'infiltrazione d'acqua. Quel ticchettio che si udiva inesorabile davvero non lo potevo sopportare, tanto che, ad ogni pioggia, mi andavo a rifugiare a casa di mia madre, pur di fuggire da quel rumoraccio.

Quel giorno, dal lato Sud della mia cucina, ricordo perfettamente il sole, mentre, affacciandomi dal lato Nord, vedo un cielo plumbeo sul punto di rovesciarsi rapidamente in terra, udii il boato di un tuono.

Anche quel giorno, dunque, resami conto del maltempo in arrivo, andai a casa di mia madre.

Appena chiusi la porta, sentii il più gran rumore che abbia mai sentito in vita mia.

Un fulmine spaventoso cadde là vicino e credetemi, non lo posso augurare a nessuno.

Presa totalmente dal panico più totale, iniziai a piangere, a telefonare, a chiedere aiuto, fino a quando un conoscente venne a farmi compagnia.

Pensate che il fulmine provocò anche dei danni in tutto il quartiere, talmente fu violento.

Quando, verso l'ora di pranzo, mia madre tornò dal mare, le raccontai la mia brutta esperienza e lei in tutta risposta, forse perché mi conosceva, iniziò a ridere.

"Ma come io sto male e tu ti metti a ridere?" le chiesi infastidita alquanto della sua quanto meno poca delicatezza.

"Ma tu da piccola non hai mai avuto paura dei temporali. I tuoi fratelli venivano nel mio letto e tu restavi da sola in camera tua e ora hai paura?"

Pensandoci bene, aveva ragione.

Io non ho mai avuto paura dei temporali, uscivo regolarmente, guidavo, andavo a lavorare, sembrava che nulla potesse fermarmi, men che meno il cattivo tempo.

E perché a 34 anni questa paura improvvisa?

Perché ero da sola?

Ma io da sola ho sempre viaggiato e in posti, diciamo così, non proprio adatti ad una ragazza di 20 anni: Senegal, Israele, Giordania, Tunisia.

Da sola andavo in centro, a Catania, grazie ai passaggi di perfetti sconosciuti; da sola prendevo treni, aerei e navi.

Pensate che una sera ero a fare pesca subacquea con i miei amici, all'altezza di Recanati (un piccolo centro marino, appena sotto la più nota Taormina), quando la mia lampada si scaricò e restai da sola, nel bel mezzo del mare buio. Non mi persi d'animo: confidando su di me, senza nessun problema, pian piano rientrai a riva.

Da sola ho fatto tutto nella mia vita, perché allora questa paura di stare da sola?

Da lì, tutta una serie di eventi di pieno panico in situazione che prima avevo sempre affrontato a cuor leggero.

Anche andare in moto divenne occasione di paura e panico.

Anzi, la sola prospettiva di salire in sella alla moto rappresentava per me motivo di forte timore.

Il mio compagno, motociclista incallito, mi proponeva spesso di uscire in moto ed io non ne volevo sapere, con le conseguenti litigate che potete immaginare.

Al solo pensiero, "mi si scioglieva lo stomaco" e necessitavo del bagno, proprio prima di uscire di casa.

Ma è la paura della moto che mi scatena tutto questo?

Eppure io le moto da giovane le portavo pure.

In effetti, anche in auto, quando era lui a guidare, io stavo male.

"Vai piano, attento, non correre, un camion, un ponte la galleria!!!"

Mai sofferto prima di timori del genere. Anzi. Da ragazza, ero un po' scapestrata anche per ciò che attiene la guida e la velocità.

Perché ora se Carmelo supera i 100 km io sto male, mi viene l'ansia e il panico?

Immaginate un uomo con una frigna accanto che si lamenta per ogni cosa... Davvero, io non mi capacito come 'sto povero Cristo abbia fatto a sopportarmi!

Non ero abituata ad aver paura o, meglio, a farmi vincere dalla paura; ho sempre affrontato tutto con coraggio, eppure la paura non mi faceva più vivere.

Se vi dico che quando ero in casa da sola non potevo accendere la lavatrice perché avevo paura del rumore della centrifuga, voi potete credermi?

Se vi dico che accendere il forno o il gas per cucinare mi metteva paura, voi potete credermi?

Se vi dico che ogni volta che pioveva, anche pochissimo, non volevo uscire di casa per nessun motivo, voi

potete credermi?
Ricordo che venne a Catania il grande Ligabue che si esibì allo stadio Massimino. Io e Carmelo andammo a piedi perché vicino casa, e appena entrai e vidi tutta quella gente, iniziai a piangere…dalla paura, potete immaginare?!
Ma che vi devo dire: in certi momenti, perfino salire su per le scale mi metteva paura!

Il cibo, tra croce e delizia

Tuttavia, a un'osservazione attenta della mia quotidianità, mi resi conto non solo che attacchi di ansia e di panico, malessere e coliche non si verificassero sempre, ma che anzi ci fosse una certa regolarità tra cause ed effetti. C'erano dei momenti ben precisi in cui stavo male: esattamente, dopo aver mangiato.

Ho fatto molto caso un giorno di inverno, credo che fosse il marzo del 2017.

Una mia cara amica, Teresa, venne di mattina a farmi visita. Io ero sempre felice di vederla, particolarmente quel giorno piovoso (come sapete, non amo stare sola soprattutto nelle giornate di pioggia e mal tempo, in generale).

Venne verso le 10:30 del mattino, assaporammo il nostro caffè tra le consuete chiacchiere fitte delle amiche di lungo corso.

Io mi sentivo piuttosto bene, e, nel mentre trascorrevamo quegli istanti insieme, mi dicevo che la sua compagnia non potesse che farmi molto bene.

Andò via per le 13:30 ed io mi preparai qualcosa di veloce da mangiare. Non avevo molta voglia di mettermi ai fornelli, così risolsi per un pasto veloce: olive nere, mais, pomodoro, formaggi e prosciutto crudo.

Subito dopo pranzo, ecco arrivare un forte attacco di ansia e tachicardia.

Eppure non pioveva più, anzi, c'era persino un po' di sole che spuntava timido da qualche nuvola.

Perché questo attacco? Eppure sono stata tante ore in compagnia, stavo bene prima di pranzo e non pioveva, non c'era quel maledetto temporale. E allora come spiegare questo brutto attacco di panico?

Ho provato una sensazione tanto brutta e spaventosa… mi sentivo stringere al centro del petto, come se qualcuno entrasse nella mia schiena e provasse a tirar i miei bronchi, ma c'era un ostacolo; così, più tirava, più trovava resistenza, più mi mancava il fiato.

Ok sì, sono fumatrice, ma da subito non ho attribuito questo strano disturbo al fumo.

Se fosse così, pensai, *tutti i fumatori dovrebbero avere almeno una volta nella vita questo disturbo, ma così non è.*

Nel piccolo residence in cui ancora abito, per mia fortuna, allora avevo quattro medici come vicini di casa, così, in preda al panico, corsi dalla dottoressa sotto casa.

"Dottoressa sono Emma, mi scusi ma mi sento male, non riesco a respirare", le dissi d'un fiato al citofono.

Prontamente, lei mi controllò cuore e polmoni. Mi diede anche uno sciroppino per bambini che io presi proprio come da lei indicato.

Mi trovò i battiti un po' accelerati, ma, dopo pochi istanti, nell'ambiente confortevole e sicuro del suo salotto e dinanzi al fare rassicurante dei suoi modi, mi calmai,

Tornata a casa, telefonai al mio compagno, che si preoccupò non poco.

Tornò prima, quella sera, proprio per starmi accanto, ma entrambi sapevamo che quella non potesse essere la soluzione. Lui doveva lavorare e non poteva stare tutto il giorno accanto a me, a consolarmi.

Quando la sera lui tornava è vero che io stavo meglio: stare in sua compagnia mi faceva stare bene e protetta; ansia e panico mi apparivano prospettive lontane e improbabili.

Eppure, un sabato (Carmelo non lavora il fine settimana) accadde ugualmente, un nuovo attacco di panico, guarda caso subito dopo pranzo. Lo ricordo perché, dopo aver pranzato, avevamo l'abitudine di sdraiarci sul divano per guardare un bel film. Avevo la testa adagiata sulle sue gambe e le mani congelate, ma talmente congelate che non ricordo di averle mai avute così . Lui me le stringeva, mi consolava ma io stavo male lo stesso.

Perché? Oggi c'è il sole, sono con l'uomo che amo, perché sto male che mi succede?

Cercai di rilassarmi e, al fine, riuscii a dormire per tre ore filate, sul divano, con lui che mi stringeva le mani per poi svegliarmi in una sensazione di spossatezza e inconsapevole alquanto di ciò che mi fosse successo.

Siamo messi bene! pensai.

Non ero da sola, c'era il sole e non pioveva perché avevo avuto questo disturbo?

Allora, il timore per la solitudine e il brutto tempo non c'entrano niente!

Mi arrovellavo nel cercare una logica spiegazione che, però, non trovavo.

Nessuna risposta riuscivo a darmi e nessuno al quale avevo spiegato cosa mi fosse successo aveva una spiegazione. Cosa dovevo pensare? Mille pensieri invadevano la mia mente e non potete immaginare la frustrazione nel non conoscere la verità.

Eppure ormai è più di un anno che non lavoro.

Il mio e-commerce l'ho dovuto chiudere nel dicembre del 2015, siamo nel 2017, lo stress per cosa? Certo, lo stress perché non lavoro.

Sicuramente non era facile abituarsi a questo stato di disoccupazione per una persona che, come me, ha sempre lavorato; ma avevo deciso di mollare un po', di prendermi una pausa, perché volevo prima occuparmi di me stessa e guarire.

Peraltro, onestamente parlando, mi ero resa conto che prendermi cura della casa e del mio compagno potesse essere soddisfacente e, dunque, a quello mi dedicai con convinzione e slancio. Nessun rimpianto, piuttosto, la gioia di riempire le mie giornate in modo significativo.

Una notte, nel gennaio del 2017, mi svegliai alle due del mattino con dei dolori atroci alla schiena, esattamente tra le scapole.

Ma che cavolo ho? Perché questo dolore nel cuore della notte?

Eppure di notte il corpo umano è programmato per riposare.

Cosa mi succede? Perché?

Il materasso? Il cuscino? Lo stress?

Per favore non iniziamo con queste cavolate... Ero partita, come al solito, coi miei dialoghi interni.

Ricordo di aver preparato la borsa dell'acqua calda e assunto un farmaco per il mal di schiena e mi rimisi a dormire.

Purtroppo, però, i dolori non sparirono, piuttosto, rimasero in sordina per ripresentarsi, puntuali e atroci, l'indomani mattina.

Certo, vi starete dicendo che a tutti prima o poi capiti il mal di schiena, ma questo non era affatto il solito mal di schiena che anche a me capitò in passato, ma mai in modo così intenso e forte.

Nei 10 giorni seguenti, durante la notte mi svegliavo dal dolore e seguivo sempre la stessa prassi dell'acqua calda e dei farmaci.

Il mio medico mi prescrisse una risonanza magnetica, per cercare di capire un po' di più.

Ricordo perfettamente il giorno di quell'esame. Il solo pensiero di mettermi dentro quell'aggeggio di certo mi soffocava anche perché non l'avevo mai fatta e non sapevo esattamente a cosa andassi incontro. Non mi aspettavo nemmeno che ci fossero quei rumori assordanti. Ovviamente, dopo neanche dieci minuti, sono voluta uscire perché i miei attacchi di panico si fecero sentire di nuovo. Dopo un po' di giorni arrivano i risultati: probabile emangioma vertebrale.

"*Minchia!*"[5] mi sono detta da brava siciliana e ora?

Rammento bene il pianto di quella giornata: era un sabato, perché Carmelo era con me.

Terrore e scoramento pervasero il volto mio e quello di Carmelo. Entrambi non avevamo la più pallida idea di cosa fosse questo emangioma e quali conseguenze

---

5 Letteralmente si riferisce all'organo genitale maschile. Nell'uso consueto, si tratta di un'esclamazione tipicamente siciliana, ma il cui utilizzo è sempre più diffuso, e serve a rafforzare manifestazioni di sorpresa e stupore, sia in senso positivo che negativo.

dovessimo aspettarci.

Quella stessa mattina, giusto giusto, avevo già appuntamento con la mia amica medico, la quale, subito e serenamente, mi tranquillizzò: *"Tranquilla, Emma. Non hai nulla di che preoccuparti!"*

Alla mia famiglia non dissi nulla perché prima volevo sapere io cosa fosse e trovare le parole giuste per affrontare l'argomento con loro.

Così, decisi di rivolgermi a un famoso specialista di Catania. Sicuramente sarei stata in ottime mani perché i suoi pazienti presenziavano da tutta Italia. Era il numero uno del settore e questo per lo meno mi rassicurava molto.

Prenotai la visita a pagamento e dovetti aspettare tre settimane prima del suo consulto, giorni che, come facile immaginare, furono secoli per me: un'attesa lunga ed estenuante.

Così, decisi di fare qualcosa durante quei giorni e, consultandomi con il mio medico, pensai che fosse opportuno affidarmi ad un osteopata, almeno per cercare di alleviare i dolori notturni, ai quali, frattanto, se ne aggiunsero altri, cervicali, lombari e dorsali.

Pensate che al mattino mi svegliavo e dopo essere andata in bagno non riuscivo ad asciugarmi perché la mia schiena non ne voleva sapere di torcersi, anche di pochi gradi, a causa del dolore.

Tutti i movimenti fino ad allora semplici e quotidiani non riuscivo più a farli con facilità.

Ah, che sensazione di forte e perenne disagio!

Al centro fisioterapico (ovviamente, anche questo a pagamento), l'osteopata in prima battuta mi ordinò *"devi dimagrire!"*

Certo, ero certa che dovessi dimagrire, anche perché il mio peso era veramente lievitato dai 70 chili di quando ero giovane ai 75 nel 2010, fino agli 87 chili del 2017!

Ok è l'età, ora ho 38 anni, sono più grande e il mio metabolismo è rallentato, sono anni che non lavoro, sono sempre a casa …e così discorrendo.

Come ogni donna, ho sempre cercato di stare attenta alla linea.

Il mio rapporto con la dieta è stato sempre "fraterno". Ricordo che in tutta la vita ho praticato tantissime diete, tutte fallite. Nessuna dieta mi ha mai portato dove volevo io.

Nonostante la mia stazza, sono alta 1,75 cm, non sono mai stata una super mangiona.

"Hai le ossa pesanti", mi dicevano tutti, sì perché questo è il primo luogo comune che ci hanno inculcato nella nostra mente fin da piccoli.

Non avevo le ossa pesanti, le ossa sono forate. Adesso, ero grassa, gonfia e piena di cellulite, cosa che non avevo mai avuto.

Nonostante le mie 4 coliti al giorno, la mia pancia era sempre gonfia e dura.

Ero gonfia dalla testa ai piedi! I vestiti che acquistavo il sabato, il sabato successivo non mi entravano neanche; per non parlare di quando aspettavo il ciclo perché prendevo almeno 3 chili.

Ma perché se vado in bagno ogni momento? Bella domanda vero?

Sembravo una donna in attesa, ormai ero talmente abituata a vedermi così grassa, che per me era quasi normale. Dico quasi, perché, in realtà, non mi ero affatto rassegnata a quello stato di cose.

Sarei ipocrita se dicessi che non mi interessasse questo notevole aumento di peso. Iniziavo a non piacermi più, non mi riconoscevo, non mi amavo più.

Perché questo notevole aumento di peso fino ad arrivare ai 90 chili nel giugno del 2017?

Le mie domande aumentavano ogni giorno.

C'era sempre qualcosa che mi faceva pensare, che attendeva una verità, una risposta.

Ad ogni modo, tamponato il problema delle notti di dolore, grazie all'ausilio dell'osteopata, giunse il giorno del consulto con il grande Professore, per il mal di schiena.

Era il 14 febbraio 2017, non lo posso dimenticare perché, come tutti sappiamo, è San Valentino.

Mi sentivo molto provata, per l'attesa e perché non sapevo cosa aspettarmi.

Cercando su Internet, sapevo solo che l'emangioma vertebrale era causato da cellule di sangue impazzito che si raggruppano dentro una vertebra. Questa, l'unica informazione che ero riuscita a trovare, cosa che, peraltro, concordava con quello che mi aveva spiegato anche la mia amica medico.

Ok, sì, ma perché si raggruppano, qual è la causa, perché proprio a me?
Il Professore confermò la diagnosi di emangioma vertebrale, ma precisò anche che con i dolori notturni non avesse niente a che fare.

"Non è quello la causa dei suoi dolori. Anzi, probabilmente, lo ha da tutta la vita!", volle precisare il Professore.

Perfetto, ora ho un amichetto che sta sempre con me! Dicevo a tutti, per sdrammatizzare.

Questa volta, però, l'attesa del responso da parte del Professore non era stata del tutto vana. Avevo maturato, infatti, una sorta di premonizione che, effettivamente, aveva reso l'esito un po' meno amaro. Insomma, un po' me l'aspettavo che mi sarei trovata punto e a capo, con le mie domande sospese nel vuoto, con i perché sui dolori notturni ancora in cerca di risposta.

Del resto, mi pareva ormai certo che la medicina non fosse in grado di guarirmi e che, prima o poi, con il colon in quelle condizioni, molto probabilmente la chirurgia mi avrebbe asportato una parte di esso.

Chiaramente tutto avrei potuto concepire tranne l'asportazione di parte del colon con conseguente sacca delle feci attaccata allo stomaco. Se abbiamo il colon è perché ci serve. Ad ogni modo, a queste condizioni, io non mi sarei sottoposta ad operazione alcuna.

Meglio morta!

Ad ogni modo, questo ennesimo consulto, questa ennesima, identica dinamica medico-paziente, mi convinse d'avere una "missione": cercare e trovare risposte chiare e soluzioni efficaci così da risolvere i miei problemi.

I miei pensieri, le mie energie le avrei indirizzate sulla mia guarigione. Di quella vita a metà, non ne potevo più. Volevo guarire, a qualunque costo!

La mia alimentazione, fino a quei tempi, diciamo che era stata un po' particolare; sicuramente puntavo sulla qualità, senza badare ai costi.

Mangiavo tutto integrale, come indicato da un amico dietologo che stilò l'ennesima dieta, ovviamente, senza risultati. Anzi, per maggiore precisione: persi 9 chili e ne ripresi 15, perché appunto si trattava della solita "dieta pesata".

Acquistavo le migliori farine siciliane e naturali possibili, che poi, guarda caso, erano anche le più costose.

La pasta che mangiavo costava 12 euro al chilo.

Lo zucchero di canna integrale lo pagavo 6 euro al chilo.

La pizza doveva essere con farina integrale.

Insomma, ritenevo che le mie scelte alimentari dovessero ricadere su tutto quanto avesse certificazione e qualità, pur se costoso.

Il mio compagno pian piano si abituò a tutte le mie fisime, facendomi passare tutti i capricci alimentari. Lui mi accontentava in tutto!

Anche nella scelta dei ristoranti ero molto selettiva, preferendo solo quelli costosi e di qualità.

Non sono mai stata una gran mangiona di pane e pasta.

Diciamo che a casa nostra le portate dei miei fratelli maschi erano sempre il doppio delle mie.

"Un uomo deve mangiare di più" soleva dire la nonna e, ancora oggi, la mia porzione rispetto ad un commensale uomo, è decisamente ridotta.

Nostra madre non ha mai abusato con la pasta. Io, per esempio, la mangiavo a stento una volta a settimana, mai a cena, e ho sempre prediletto uova, carne, pesce e verdure.

Questo il genere di cibo alla base della mia dieta. Poi, certo, la domenica a casa nostra non sono mai mancati i dolci…!

Abbiamo avuto la fortuna di una madre sempre molto attenta alla nostra alimentazione, nonché una cuoca sopraffina. Sapeva trasformare ogni pasto in un vero e proprio manicaretto, con grande gioia, ovviamente, di tutti i commensali. Sembrava avesse una lista infinita di ricette, anche perché consultava spesso le belle enciclopedie di alta cucina che, negli anni, aveva collazionato. I suoi piatti, così, risultavano sempre nuovi e golosi, molto sofisticati e ricercati.

Galletto al melograno, risotto al mandarino, lasagne al pistacchio, agnello alla francese erano solo alcune delle prelibatezze che ci preparava.

Eppure, ad esser sincera, disgraziata me, con mia madre sono sempre stata molto dura in fatto di cibo.

Ero talmente abituata alla sua buona cucina, che quando, per esempio, capitava che scuocesse il riso, ne facevo una grande storia: mettevo su il muso, le urlavo, arrivando addirittura a rifiutare di mangiarlo.

Lei si sentiva in colpa e se ne dispiaceva, ma io non potevo concepire un errore in cucina da parte sua. No!

In compenso però tutte le volte che i suoi piatti riuscivano alla perfezione, la riempivo di baci, me la coccolavo come fa una bimba col suo Cicciobello. Era questo il mio speciale modo di dimostrarle quanto fiera e orgogliosa fossi di lei!

Ancora oggi ho quest'abitudine, la bacio per ringraziarla, perché un piatto ben riuscito mi rende felice.

Sì, il cibo, il buon cibo, la mia vera passione: la mia delizia, la mia croce!

Tuttavia, anche in questo caso, sento il dovere di una maggiore chiarezza e precisazione.

Dovete sapere che io, purtroppo, non gradisco tanti alimenti. Non so il perché, forse per il cattivo odore che emanano, ma fin da piccola non riuscivo proprio a mangiarli, e tuttora, se mi puzzano, non li mangio!

Per esempio, non mangio broccoli, cavolfiori, pecorino, pesce azzurro, interiora degli animali, fichidindia, fichi, cachi, ricotta, ricotta salata, lupini, formaggi con muffe. Totalmente fuori dai miei consumi anche alcune combinazioni di alimenti: pasta o riso con legumi, pasta e patate, tanto per citarne alcune.

"*Mizzica, chi antipatica, chista!*", direbbero i miei conterranei, e come dargli torto? In fatto di cibo, sì, sono proprio antipatica!

"*Non sembri neanche siciliana*", mi rimprovera tutt'oggi mia madre, "*Però i cibi arabi, africani e israeliani li mangi eccome*".

Sì, in effetti questi cibi li adoro, anche perché principalmente si basano su carne, pesce e verdure.

Ma mica è solo questo…

Non mangio cibi riscaldati, gastronomia scadente, cibi pronti del supermercato; non mangio prodotti dei discount e neanche cibi "trasportati", nel senso che qualcuno li cucina a casa propria e li porta a casa mia.

Pensate che mi rifiuto di mangiare minestroni o legumi di sabato e domenica. Perché il fine settimana è consacrato alla buona cucina!

Mi rendo conto che sono veramente difficile in fatto di cibo, "sugnu na camurria"[6], come si dice dalle mie parti,

---

6 Sono una persona fastidiosa. Si tratta di una locuzione che può essere usata in riferimento a una persona o a una cosa.

e, infatti, spesso rifiuto tanti inviti, perché non so chi cucina o non gradisco come cucina o i prodotti che usa so non essere di buona qualità.

In buona sostanza, non è facile invitarmi a cena e, difatti, nessuno lo fa più.

Ricordo il locale dove mi portò Carmelo per la nostra prima cena; pensate una pizzeria che non aveva neanche il vino in bottiglia, solo vino sfuso (che non bevo), né mozzarella di bufala.

"Ma dove cavolo mi hai portata, che ho la faccia da pizza io" gli gridai contro col nervo a mille, tanto che ancora oggi, a distanza di nove anni lo ricorda. Ad ogni modo, fu una reazione, la mia che almeno ottenne un esito esemplare: non mi invitò più in pizzerie di quel genere e, anche per questo, lo amo ancora…!

Certamente, il cibo non è solo mangiare, ma un mix di ottimi piatti e buona compagnia! Spesso, infatti, se sono sola non mangio neanche.

Per me il cibo è condivisione, un momento conviviale attraverso cui si conoscono i vari popoli la loro cultura e l'educazione.

Con il cibo non scherzo mai e non bado a spese: poi risparmio su tutto e non compro niente che non sia scontato. Ma sul cibo ho avuto sempre delle regole.

Il problema è quale sia lo stile alimentare giusto da seguire. È la dieta mediterranea?

E se vi dicessi che la dieta mediterranea non ha niente o quasi niente di mediterraneo, voi cosa ne pensereste?

Più avanti ne parleremo.

54

Evvai con farmaci e diete

Marzo del 2017, e ancora mi trascinavo tutti i miei problemi. Ansia, tachicardia, attacchi di panico, depressione, cattiva digestione, 4 coliti al giorno, feci color giallo-arancio, mal di schiena cervicale, dorsale e lombare, meteorismo, flatulenza, mal di testa, pancia gonfia, infezioni delle vie urinarie, colesterolo alto e trigliceridi alti e almeno 30 chili in più da dover smaltire.

Cosa fare?

Ricordo che pian piano riuscii a perdere 3 chili, evitando anche quel po' di pane che normalmente mangiavo e i biscotti dopo cena; insomma, quei piccoli accorgimenti che dopo anni di diete conoscevo a memoria.

Eppure non è che mangiassi chissà che cosa.

Durante la giornata ero sempre da sola, perché Carmelo lavorava e tornava alle 20 di sera.

Sostanzialmente, mi nutrivo di spigole, orate, pollo, carne, formaggi, ceci, sesamo, pomodoro, zucca, semi oleosi, insalate e ortaggi e la sera spesso preparavo delle zuppe di legumi misti, certa di preparare una cena calda e nutriente.

Quindi, cosa non andava nel mio stile alimentare, considerato che, pur non esagerando e attenendomi nella norma a cibi genuini e semplici, continuavo a lievitare e ad avere vari malesseri?

Tutto sommato mangio anche abbastanza bene, però ingrasso e pure a vista d'occhio!

Certamente nella dispensa di casa mia c'erano biscotti, brioche, cracker, grissini, come in tutte le case, ma ritengo che comunque non è che ne mangiassi a chili, e neanche tutti i giorni.

Non sapete quante volte piansi perché quel vestito non mi entrava, perché nei negozi non c'era mai niente che mi andasse bene, arrivai alla taglia 50 e spesso non mi entrava nemmeno quella.

I miei armadi erano pieni di vestiti che non riuscivo più a indossare, per via della mia linea… perduta!

Li avevo messi ordinatamente di canto, ripromettendomi di riprenderli tutti una volta che sarei tornata in forma.

Appena dimagrisco me li metto. Sì, ma… quando dimagrisco? Che cavolo devo fare? Mangio bene, sano e contenuto e regolarmente cammino tanto; c'è sicuramente qualcosa che non va, ma non so che cosa.

Il venerdì sera, Carmelo e io avevamo l'abitudine di mangiare la pizza, che spesso neanche finivo. La prendevo dalla migliore pizzeria d'asporto che ritenevo ci fosse a Catania. In effetti, era l'unica pizza che riuscivo a digerire, mi piaceva moltissimo.

La mia grande passione però, o meglio quello che non doveva mai mancare (non me ne vogliano animalisti e vegani!), è sicuramente la carne.

Sì, la carne.

Non so esattamente perché ma, fin da piccola, sono sempre stata una divoratrice di carne, soprattutto di filetto che non vi nascondo mangio piacevolmente anche crudo.

"Stai attenta che ti vengono i vermi" mi ammonivano tutti e, in realtà, li ebbi da piccina, come, probabilmente tanti altri bimbetti come me.

Eppure, ho continuato a mangiare carne cruda: mi piaceva molto il sapore, la digerivo benissimo; ero come governata da un istinto primordiale e, in tal senso, non ne potevo fare a meno.

Anche il macinato di manzo ho sempre mangiato crudo: lo rubavo puntualmente dal frigo, di nascosto, e poi mia madre (ignara) si chiedeva come mai ce ne fosse così poco al momento in cui lo prendeva per cucinare le polpette.

La carne che riesco a mangiare veramente a chili è quella d'agnello.

Oggi ne conosco il motivo, ma all'epoca ne ero all'oscuro. Ricordo un giorno, con un gruppo di cari amici, pranzammo a Fiumedinisi (un piccolo paesino di montagna, in provincia di Messina), dove c'era un ristorantino la cui specialità era proprio l'agnello.

Tutti avevano ordinato anche antipasti e pasta tranne me, che proprio volevo farmi una bella scorpacciata di agnello alla brace, appunto, il mio preferito.

Quindi assaggiai solo qualche antipastino mentre i miei amici erano già pieni e strapieni dopo pane antipasti e pasta, tanto che lasciarono tutti l'agnello nei piatti.

Io di tutta risposta ricordo che mangiai 8 piatti di agnello con una voracità che non sapevo neanche di avere: saranno stati almeno 3 chili, ma non riuscivo a fermarmi; mi sentivo bene, anzi, mi sentivo deliziata da quel saporino, così continuai fino a finirlo tutto.

Ricordo questa mangiata proprio per la particolarità della grande quantità che riuscii a ingurgitare, cosa che, in effetti non era da me.

Addirittura lo mangiai con le mani, cosa che non faccio mai, e i miei amici ridevano chiamandomi "*cannibale*".

Anche per questo, oggi, ho una spiegazione, che più avanti vi racconterò.

Dal canto suo Carmelo non era un amante di filetto di manzo, né tanto meno di agnello.

Certo, me lo comprava per farmi contenta, ma diciamo che mai era lui a proporlo, non ne aveva mai desiderio.

Ricordo una sera in cui tornò a casa tutto scocciato, perché aveva speso 17 euro per il filetto.

Non potevo credere alle sue parole, mi sono sentita sprofondare.

Per tutta la sera, non gli rivolsi più la parola e neanche i due giorni a seguire. Dire che ero indispettita era poco: con tutti i soldi che spendevamo per cavolate.

Credetemi, Signori, CAVOLATE!

Non potevo credere che mi contestasse il costo del filetto.

"Non ti preoccupare che mia madre me lo compra", gli dissi prima di chiudermi nel mio mutismo, *"e se non lo vuoi comprare non lo comprare ma non ti rischiare più a lamentarti per il costo del filetto perché mi manda in bestia e non lo sopporto"*.

La domenica, infatti, andammo da mia madre che non solo me lo fece trovare per il pranzo, ma me ne diede diverse porzioni da portare a casa.

Anche per questo episodio, oggi, ho una spiegazione.

Col mio compagno, mano nella mano
anche nei disturbi

Devo dire che Carmelo mangiava di tutto, senza mai soffrire di particolari problemi di digestione; tuttavia, tanti problemi di salute li aveva anche lui.

Durante i 3 anni di convivenza, però, mi ero accorta che non era vero che mangiasse proprio tutto; o meglio, mangiava nel senso che non rifiutava, ma alcuni alimenti non li calcolava più di tanto. Soprattutto patate, pomodori, melanzane, peperoni e anche carne rossa: mai che lo entusiasmassero, mai che lui facesse festa a essi.

Mentre io mi entusiasmavo per il cibo buono, da parte sua non ho mai ricevuto alcuna richiesta specifica, alcun desiderio, come *"Ho voglia di arrosto con le patate"*, mai!

"Ma come è possibile io ho sempre voglia di qualcosa, mi entusiasmo per il buon cibo per la carne per ciò che mi piace, lui no"... e figuratevi se potevo sopportarlo!

Vi sembrerà strano, ma anche a questo oggi do una spiegazione: a tutto c'è una spiegazione, anche se talvolta, immersi come siamo nella nostra realtà, non ce ne rendiamo conto, non la vediamo con la giusta distanza e serenità di giudizio.

Come vi dicevo anche Carmelo aveva i suoi disturbi, niente malattie gravi per fortuna, ma tanti disturbi e fastidi che non sopportava più.

Carmelo soffriva sempre di mal di testa, ma una cosa spaventosa tanto che era arrivato a prendere fino a 2 e anche 3 bustine al giorno.

Pure la notte non aveva pace e molto spesso si svegliava alle 2 del mattino, prendeva la sua ennesima bustina e poi si addormentava sul divano del salotto. Arrivò a farlo quasi tutte le notti.

Io mi disperavo, forse più di lui, perché non riuscivo a capire quale fosse la causa di questi forti mal di testa e temevo che questo celasse qualcosa di molto più grave.

Sempre dopo pranzo o dopo cena, insomma, dopo i pasti più sostanziosi, ecco che gli arrivavano i crampi, anche di notte, quando il corpo è programmato per dormire.

Io, non avendo altri mezzi che seguire i luoghi comuni, gli facevo mangiare la banana perché ricca di potassio, che però lui non voleva perché non la digeriva bene, dunque, altro che allegria quando gliela presentavo…!

Da lì, anche lui iniziò a prendere il magnesio in acqua calda. Carmelo per tre volte tornò a casa presto dal lavoro, perché aveva dei dolori atroci alla schiena. Lui ha un'officina di moto ed è meccanico da una vita, ai tempi aveva 50 anni.

"È l'età!", dicevano tutti, con una sicurezza che rasentava la saccenza, tanto fastidiosa quanto inutile, peraltro.

Ma stiamo scherzando?! Questa è un'altra delle risposte che non posso concepire, men che meno da un medico. *Ha 50 anni, non 100, cavolo!* Tanto che fino a quel momento riusciva a farsi una partita a settimana di calcetto con amici anche molto più giovani di lui.

Così, torniamo in visita dal grande professore di cui vi ho parlato prima. Il responso sembra chiaro e netto: due ernie alla schiena, questa la causa di quei forti dolori. Diagnosi confermata da un altro grande professore. Entrambi i medici consultati, inoltre, concordavano sul definire non grave le sue condizioni, tanto da escludere categoricamente qualsiasi ipotesi di operazione.

Per noi fu un gran sospiro di sollievo: niente operazione ma, in compenso, tanti farmaci.

Farmaci per attutire il dolore, tra cui il cortisone, che, come tutti sappiamo, non è che sia proprio così innocente: come tutti i farmaci, ti sistema delle cose ma te ne rovina delle altre.

Vi ricordo che l'origine etimologica del temine "farmaco", in greco, rimanda al "rimedio", ma anche al "veleno"!

Per di più, Carmelo iniziò ad alternare momenti di nervosismo e irascibilità ad altri di euforia, per motivi che non apparivano plausibili e in occasioni che non ritenevo opportune.

Spesso litigavamo perché ad un certo punto iniziava a gridare per delle fesserie, delle vere cavolate.

Una cosa che avevo notato, però, è che questi suoi sbalzi di umore si verificassero con regolarità dopo pranzo o dopo cena, comunque sempre a stomaco pieno.

Ricordo bene un episodio, durante una vacanza con amici a Siracusa. Eravamo appena rientrati in hotel, dopo una piacevole cena al ristorante in allegra compagnia. Nella hall, prima che ci salutassimo per andare ogni coppia nella propria stanza, Carmelo si arrabbiò talmente tanto per una sciocchezza, che mi mise paura.

Andammo a dormire senza neanche rivolgerci la parola.

L'indomani mattina, si comportò come se nulla fosse successo, mentre io e i nostri amici eravamo talmente sconvolti che non riuscivamo neanche a parlare.

Carmelo, circa vent'anni prima, era stato operato di fistola al gluteo.

"Certo va in moto" dicevano i medici.

Ma state scherzando?" se fosse così tutti coloro che vanno in moto dovrebbero avere questa fistola, eppure non è così. Questo mi dicevo, immaginando di rispondere a viso aperto ai commenti, in coro, dei medici consultati.

Nel corso degli anni mi accorsi che questa fistola continuava a sanguinare, recandogli un forte prurito al gluteo.

Un giorno, un amico medico ci disse che purtroppo era stata operata male e che non si poteva fare più niente, se non conviverci con rassegnata pazienza.

Un altro fastidio di cui soffriva Carmelo era il russare, perché russava sempre, praticamente tutte le sere. Forse, in questo caso, più che suo, il fastidio era mio: se lui si addormentava, disturbava la visione del film che avevo scelto di godermi, oppure, mi rendeva quasi impossibile prendere sonno.

Poi, per tutta risposta, al mattino, dinanzi alle mie rimostranze, non si faceva scrupolo di dirmi che pure io russavo e davo fastidio a lui.

Insomma, a parte queste piccole baruffe da coppia che si ama in tutte le sfumature, quel che è certo (e che qui importa) è che entrambi avevamo i nostri piccoli e fastidiosi problemi, ai quali non riuscivamo a dare utile soluzione.

...e mia sorella fa la spiritosa coi regali di Natale

25 Dicembre del 2016: pranzo di Natale organizzato da me, a casa mia.

Come da tradizione, anche noi fratelli ci scambiammo dei regali, soprattutto bottiglie di buon vino.

Tutti, tranne mia sorella Emanuela, l'artista di casa, colei che ha sempre delle idee un po' bizzarre rispetto le solite convenzioni, un po' come tutti gli artisti.

Anche in quell'occasione, lei si distinse donandoci dei graziosi quadretti, creati da lei, e un libro con su scritto delle cose che, alla prima, non destarono in me alcuna curiosità.

Le sue solite stramberie, di me soru[7]. Mai visto un libro di diete come regalo di Natale, mah! pensai lì per lì, ignara ancora del fatto che mia sorella, quel Natale, ci regalò la "Salute" o meglio, la via d'accesso per ottenere una buona salute.

A uno sguardo un po' più attento, vidi che quel libro recitava a piene lettere "La dieta del dott. Mozzi".

"Manu siamo a Natale, ci siamo appena mangiati l'impossibile, ti sembra normale parlare di dieta in questo momento? Avaia[8]" le dissi un po' infastidita.

In realtà, non fui la sola a trovarla una trovata tanto origi-

---

7 Mia sorella.
8 È una esclamazione dialettale che esprime stupore, meraviglia, ma anche fastidio e irritazione.

nale quanto fuori luogo, dato il contesto di festa e serenità. Eravamo tutti abbastanza basiti soprattutto dopo le lasagne della mamma e tutto quel ben di Dio che avevamo mangiato, ci venne molto difficile affrontare questo argomento. Preciso che i miei fastidi non erano ancora esplosi del tutto. Il cibo era, allora, squisitamente passione e condivisione. Emanuela cercò di spiegarci un po' di cosa parlasse questa dieta, ma presi tutti dall'euforia dei dolci, diciamo che presto cambiammo argomento.

Mia sorella si sentì sconfitta e sconsolata, perché nessuno le aveva prestato l'attenzione che ci voleva, che l'argomento (effettivamente) richiedeva.

Con calma, mi resi conto che quel libro conteneva i principi fondamentali di un vero e proprio regime alimentare, studiato e scritto dal Dottor Piero Mozzi, che si basava sulla connessione tra gruppo sanguigno e tipologia di alimenti. Sì, avete capito bene, il gruppo sanguigno.

Ma che cavolo c'entra il gruppo sanguigno con la dieta? Ci chiedemmo all'unisono.

Iniziai a collegare il fatto che, prima di Natale, mia sorella mi telefonò proprio per conoscere il gruppo sanguigno mio e di Carmelo. Realizzai solo dopo il perché: ci avrebbe fatto dono del libro che, in effetti, cambiò le nostre vite. Io sono gruppo B e Carmelo è gruppo A.

La sera, quando tutti se ne andarono, io e Carmelo nel fare un po' di ordine in casa, ci trovammo questo libro tra le mani, più che altro per sistemarlo da qualche parte. Forse un po' per curiosità, forse un po' per giocare insieme, ci ricordammo a vicenda il nostro gruppo sanguigno (io sono gruppo B e Carmelo è gruppo A) e iniziammo a curiosare tra le righe di questa dieta e quando vidi che c'erano delle tabelle con l'elenco di alimenti per me vietati mi misi a ridere.

"Avaia, ma come non posso mangiare il pollo, le lenticchie, i ceci, la spigola, la ricciola, i frutti di mare, i gamberi, le ostriche, l'aragosta, il salmone affumicato, il pomodoro, il mais, le olive, il prosciutto, la zucca i semi di sesamo…ma che cavolo dice questo dottore?" dissi a Camelo.

"Posso capire che sconsigli cibi spazzatura, ma questi alimenti di sicuro non lo sono" ribattevo.

Gli alimenti sconsigliati per me erano veramente tanti e pensate un po' che per Carmelo era anche peggio.

Niente carne rossa, patate, peperoni, melanzane, banane, fagioli borlotti e tantissimi altri cibi.

"Suvvia, sarà l'ennesima moda del momento, in effetti poteva regalarci altre cose mia sorella, andiamo a dormire che è meglio!", dissi a Carmelo, tagliando corto basita.

Poggiai quel libro su di uno scaffale e lì rimase per parecchi mesi.

Un'inattesa sorpresa dal passato
a segnare il futuro

Nel frattempo, quindi dal gennaio 2017, guarda caso subito dopo le abbuffate natalizie, affrontai tutti i miei problemi di salute che vi ho già raccontato.

Sabato 6 maggio 2017, alle 15:45 squilla il telefono. Un numero dalla Francia.

"Pronto"

"Emma sono io mi riconosci?", era una voce maschile, ma non capii assolutamente a chi potesse appartenere. E infatti:

-*"No, ma chi sei?"*

"Dai, ma come, non ti ricordi di me?"

La sua voce era molto strana; certamente doveva trattarsi di qualcuno di mia conoscenza, ma la cosa che più mi colpì fu la percezione che qualcosa, tra quelle inflessioni tonali, non andasse…

"Dai Emma eravamo colleghi al Club Med, sono biondo con gli occhi azzurri" insistette lui.

In quel momento pensai subito ad un mio caro amico che non sentivo da 14 anni, ma la voce non era la sua, almeno non mi sembrava perché, appunto, molto, tanto, troppo diversa!

"Emma sono Dino" ripeté e iniziò a piangere come un bambino. Io non potevo credere alle mie orecchie.

"Dino… Dino, ma sei tu?! Come stai?" e giù anch'io a piangere per la commozione.

"Emma perdonami per il male che ti ho fatto, per esser sparito nel nulla. Perdonami, Emma, perché sto morendo!" , con la voce rotta dal pianto.

"Ma come, Dino? Ma che dici? Che è successo?", non riuscivo a capire bene cosa mi stesse dicendo, eppure, già una forte sensazione di dolore mi prese al petto. E continuavo a piangere pure io.

"Un tumore mi sta divorando"…

In quell'istante non seppi più se stessi piangendo per la felicità di risentire il mio carissimo amico Dino, o dalla disperazione, perché diceva di star morendo e io, dunque, lo stavo perdendo di nuovo, e in modo definitivo.

Dovete sapere che siamo stati colleghi, Dino e io, a un Club Med siciliano, nel lontano 2002.

Eravamo molto amici, più che fraterni, stavamo sempre insieme 24 ore su 24.

Era il mio migliore amico, colui che mi "correggeva" sempre. Non voleva che dicessi le parolacce, né che mangiassi le unghie, insomma stava sempre lì a correggermi in tutto, ma senza pontificare. Lo faceva in virtù dell'affetto, autentico e sincero, che, fin quasi da subito, ci fece da collante. Io, del resto, non potevo che dargli ragione: una bella signorina di 22 anni, che diceva spesso parolacce non era certo il massimo. La sua schiettezza mi aveva impressionata tanto, anche perché, fino a quel momento, gli altri colleghi non mi avevano mai fatto capire che sarei dovuta cambiare un po'.

Ricordo perfettamente il giorno in cui ci conoscemmo. Io lavoravo al bar centrale del villaggio e avevo appena terminato la spremitura di ben 10 chili di arance.

Mentre stavo pulendo il bancone e stavo scherzando con dei colleghi a suon di risate, ecco che lo vedo "spuntare"[9] tutto sorridente, esclamando *"Chi è stu buddellu?"*[10]. I colleghi del bar erano quasi tutti francesi, per cui, a vedere un nuovo collega senza ombra di dubbio siciliano mi si riempì il cuore, ne ero veramente felice. Al villaggio si parlava sempre in francese e, da buona siciliana, ero molto contenta di avere un nuovo collega che parlasse la mia lingua. E poi diciamolo. La lingua siciliana è molto simpatica di suo, ha delle battute che magari possiamo capire solo noi nel senso che non si possono tradurre. Così, io e Dino, da subito, ci intendemmo al primo istante e finimmo per legarci molto.

Lui era alla sua prima stagione al Club Med ed io, più avvezza alle logiche di quel Villaggio, divenni in breve una sorta di mentore, considerato anche che il responsabile del bar lo assegnò proprio al mio turno di lavoro, affidandolo esplicitamente a me. Gli spiegavo come si dovesse lavorare, consigliandolo sempre per il meglio. Era simpaticissimo e sempre con la battuta pronta. Ricordo che non parlava una parola di francese e che quindi gli feci anche da insegnante di lingua. Lavorare insieme divenne,

---

9   Noi siciliani usiamo spesso il verbo spuntare, anche in modo improprio. In questo caso, però, l'uso è corretto e assolutamente voluto. Come scrivo fra breve nella storia, Signori miei, Dino era bello, ma bello e luminoso proprio come il sole quando spunta a illuminar il cielo!

10   Espressione colorita per dire: "Cos'è questa confusione?"

in breve, un vero e proprio spasso per entrambi. Non eravamo solo colleghi: avevamo fatto una sorta di sodalizio,
eravamo complici: tantissime le risate e, forse, tantissimi
anche i richiami per le nostre esagerazioni. Richiami sempre bonari, connotati da estrema simpatia. Ho riflettuto
spesso, a distanza di tempo, che la nostra complicità ispi-
rasse gioia e simpatia anche all'esterno.
In effetti, eravamo una coppia di amici molto "allegra"
sempre a scherzare e ridere di tutto e di tutti. Non di rado
eravamo brilli forti, per via (non ne faccio un vanto, ma
nemmeno un mistero) del fatto che comunque le consumazioni al bar non le pagavamo. Immaginate due venten-
ni in un villaggio pieno di turisti. Allegria e divertimento
erano all'ordine del giorno. Era veramente diventato il
mio migliore amico lì dentro. Per il mio 24° compleanno
(in ottobre), Dino organizzò nella sua stanza una festa a
sorpresa in mio onore quella sera, al termine del turno
di lavoro, insacchettò il mio capo con una busta e così,
alla cieca, mi portò a braccetto in giro per tutto il villaggio, giusto per farmi perdere del tutto l'orientamento, e,
al fine, entrammo nella sua stanza, dove ci attendevano,
stipate, una trentina di persone, tra colleghi e amici in
rigoroso silenzio. Una volta tolta la busta, tutti iniziarono
ad applaudire e a fare casino. Dino stappò non so quante
bottiglie di champagne e me lo rovesciò addosso, praticamente mi fece il bagno di champagne. Solo lui avrebbe
potuto organizzarla così bene. La camera la decorò con
stelle filanti e in un tavolo organizzò una fontana di cop-
pette di champagne, che versammo insieme. C'era anche

un tavolo pieno di regali e figuratevi che vennero da Agrigento anche alcuni amici suoi, che mi aveva presentato mesi prima, proprio per festeggiarmi.

Insomma, Signori, fu davvero una festa bellissima, memorabile; un onore che, da allora, non ho avuto più il piacere di vivere.

L'amicizia tra uomo e donna esiste davvero, ho sempre avuto tantissimi amici maschi, ma per me lui era come un fratello. *"Tu si' me soru"*[11] mi diceva sempre, anche perché lui non aveva sorelle, ma due fratelli maschi e provava un sincero affetto nei miei confronti, che mi dimostrava ogni giorno.

Purtroppo, per una serie di eventi, la vita ci separò. Da allora, non un giorno trascorse senza che il mio pensiero andasse a lui. Gli scrissi tante volte, senza ottenere mai alcuna risposta, se non il silenzio più totale. Ho pianto per tantissimi anni, ho pianto tante lacrime.

"Emma perdonami ti prego perché sono sparito dalla tua vita e so di averti fatto tanto male, ma… non credo che tu mi hai fatto il malocchio?", mi chiese piangendo.

"Tesoro ma che dici, ma quale malocchio, il malocchio non esiste, non le pensare nemmeno queste cose, sono solo stronzate!

Rimanemmo al telefono un'ora intera, e, pur piangendo per tutto il tempo, gli feci tante domande, proprio per capire un po' di più cosa gli fosse accaduto. Nella mia immaginazione e ingenuità, forse, pensavo di potergli ancora essere d'aiuto, che potessi in qualche modo tirarlo fuori da quel vortice che, purtroppo, poi lo strappò alla vita.

Dino aveva avuto un tumore al testicolo, che purtroppo, dopo la prima operazione, andò in metastasi in quasi tutti

11 Tu sei mia sorella.

gli altri organi.

Così fu operato tante volte, ma nessun medico né nessun farmaco riuscì a risolvere il suo problema.

Io aspettai per 14 anni quella telefonata, perché nel mio cuore sapevo che si sarebbe fatto sentire, ma credetemi che mai e mai al mondo avrei potuto immaginare che l'avrebbe fatto per dirmi che stava morendo.

Ecco il perché della sua voce diversa, provata: la malattia se lo stava lentamente portando via.

Seppi che si trovava in Francia in uno dei migliori centri oncologici e questo, nell'immediato, mi rassicurò: in qualche modo, sapevo che fosse in ottime mani.

In realtà, chiusa la chiamata, non trovai pace: trascorsi l'intero week-end in uno stato di forte tristezza. Piansi tanto, tantissimo, fino a quando non mi uscirono più lacrime.

Anche Carmelo sapeva dell'esistenza di Dino; sapeva che avevo perso il mio migliore amico. In realtà, tutta la mia cerchia di amici stretti conoscono l'esistenza di questo amico che non sentivo da 14 anni, lo sapevano perché io parlavo spesso di lui, perché mi mancava tantissimo. Spesso raccontavo a Carmelo qualche nostro aneddoto simpatico e lui si divertiva tanto ad ascoltare i miei racconti o a guardare le nostre foto. Carmelo, in quel periodo, mi vide soffrire tanto, come forse non mi aveva visto mai e cercò di consolarmi in qualsiasi modo.

Il lunedì successivo, venne fuori il mio carattere forte, la leonessa che era in me: mi decisi a fare qualcosa, qualsiasi cosa pur di aiutare Dino!

Via i farmaci e via le diete:
all'orizzonte qualcosa di nuovo

Come detto in precedenza, ogni volta che cerchiamo qualcosa è ormai prassi comune affidare le nostre curiosità alla rete; così feci anche io, ancora una volta.

Trascorsi tanti giorni alla ricerca di un aiuto, di una soluzione, di un qualcosa; non sapevo neanche io stessa cosa esattamente stessi cercando; di certo, desideravo informazioni, di qualsiasi genere, ma informazioni, volevo saperne di più. Ero nella disperazione più totale!

Trovai video che testimoniavano la guarigione di tante persone guarite dal tumore, persone che, dopo aver sconfitto la malattia, erano tornate addirittura alla propria vita normalmente.

Fu così che un giorno, tra i tanti video consultati, mi imbattei su quelli del dottor Piero Mozzi che parlavano delle più svariate malattie, tra cui anche del tumore.

Fermi tutti!, urlai ad alta voce. *È il dottore che parla della correlazione tra cibo e i gruppi sanguigni, in buona sostanza la dieta che mi regalò mia sorella per Natale!*

A questo punto volevo proprio sapere cosa dicesse questo medico e seguii diversi video su Youtube. Devo dire che ciò che diceva mi conquistò subito, almeno lui aveva delle spiegazioni da offrirmi, spiegazioni che non facevano riferimento in alcun modo al solito stress.

Scoprii un vasto repertorio di video informativi e divulgativi, che trattavano sia patologie, sia disturbi che inficiano, comunque, la qualità di vita quotidiana: mal di schiena e mal di testa, ansia e attacchi di panico, e anche tachicardia, coliti. Insomma, tutti i miei disturbi!

In breve, mi incuriosii così tanto che continuai ad ascoltare, anzi a studiare i suoi video per 12 ore al giorno, esattamente dalla mattina alle 7 alla sera, quando Carmelo rincasava da lavoro.

Passavano i giorni ed io mi sentivo sempre più inquieta, soprattutto perché iniziavo a comprendere come tutto ciò che sapevo, i classici luoghi comuni e quelle poche nozioni di alimentazione fino ad allora praticate, valevano assai poco per il mio benessere e che anzi le avrei dovute abbandonare, dimenticare del tutto.

Iniziavo già a presagire anche che intraprendere questo nuovo percorso alimentare avrebbe attirato su di me le critiche furiose di chi mi stava intorno, amici e parenti: ero certa che, come minimo, mi avrebbero presa per pazza. *Ma tant'è!*. E andai avanti!

Non potevo credere a ciò che il mio curiosare approfondito in rete mi stava portando.

Ma veramente l'alimentazione scorretta arriva a farci ammalare così tanto? Mi dicevo tra me e me. *Però, c'è senz'altro anche un aspetto positivo: se è vero che quella scorretta ci fa ammalare, quella corretta allora ci fa guarire.*

Qualche mese prima avevo acquistato un libro sull'alimentazione macrobiotica, suggeritomi da un amico, e anche un altro testo che parlava del "sistema di guarigione della dieta senza muco", del dottor Arnold Ehret. Costui spiega come l'intestino si ammali a causa dell'eccesso di muco causato dall'ingestione delle farine con il glutine.

Iniziando a collegare i fili delle tante nozioni apprese, ad esempio, mi resi conto che anche il dottor Mozzi, in tutti i suoi video, spiegava che è il glutine dei cereali, ma anche il latte e i derivate del latte, la causa di tanti mali e malesseri.

Insomma, mi sembrava che, pian piano, iniziassi a districarmi, da un lato, tra la mole di consigli e rimedi fin lì suggeritimi, prescritti e sperimentati, dall'altro dalle tante informazioni che stavo ottenendo dalle mie indagini curiose.

Ero molto perplessa, ma sinceramente vi dico anche che questo medico mi rassicurava molto.

L'aspetto del dott. Mozzi, peraltro, mi appariva tenero e tenace: un uomo sulla sessantina con la barba bianca che riuscisse a darmi una spiegazione e che mi spiegasse quale fosse la causa di ogni malattia era esattamente ciò che cercavo da tempo.

Sapete, a pelle mi piaceva molto anche perché capii che non avevo mai visto un medico così. Mi conquistò subito con la sua semplicità e umiltà.

Peraltro, riflettei sul fatto che lui fosse esattamente il medico che cercavo, perché non liquidava tutti dicendo che la malattia la causasse lo stress.

Guariva le persone semplicemente con l'alimentazione adeguata al proprio gruppo sanguigno, un metodo messo a punto dopo anni di sperimentazioni condotte in prima persona.

Mi colpì le migliaia di donne e uomini che, seguendo i suoi dettami alimentari, affermavano di essere guariti dalle più svariate malattie.

Tutto questo chiaramente mi fece riflettere molto. Prima di tutto, era un medico che non solo non abusava con le prescrizioni, ma si limitava comunque a farmaci di tipo fitoterapico del tutto naturali.

Pensai anche a tutto il denaro che avevo speso tra visite, farmaci, cure, fisioterapia, osteopata e analisi e che comunque i miei problemi me li portavo ancora, senza che nessuno avesse trovato una soluzione. Ovviamente l'essere umano è disposto a spendere qualsiasi cifra pur di guarire, di stare bene, ma io non avevo ottenuto alcun beneficio, non dimentichiamolo!

E le persone che non possono spendere? Che non hanno i soldi per potersi pagare visite costose, farmaci costosi e terapie costose? Che fanno? Le facciamo morire?

Se pensiamo anche che per ottenere una visita nella pubblica sanità passano anche mesi e mesi è veramente tutto dire…

È veramente triste che chi non ha la possibilità di pagare non abbia nemmeno tante possibilità di guarire. Questo, almeno, era quello che pensavo prima di conoscere il dottor Mozzi.

L'alimentazione del gruppo sanguigno, invece, è la soluzione più naturale ed economica che esista per cercare di stare bene: basta andare oltre al già noto e verificare di persona.

La dieta del gruppo sanguigno in poche mosse

Ma cosa c'entrano i 4 gruppi sanguigni in una dieta alimentare? Perché dobbiamo mangiare cibi diversi a seconda del nostro gruppo sanguigno? Perché tutti gli alimenti disponibili in questo pianeta non vanno indiscriminatamente bene per tutti i gruppi?

Parto col ricordare che "i 4 gruppi sanguigni, A, B,AB e Zero si differenziano per la presenza sulla superficie dei globuli rossi di carboidrati chiamati Antigeni. Il plasma di ogni gruppo sanguigno contiene anticorpi che attaccano gli antigeni estranei ossia le cellule del sangue di diverso tipo con cui non c'è compatibilità"[12].

Questo è il motivo per il quale le persone di gruppo A non possono donare il sangue a persone di gruppo B e via dicendo.

Pensare che tutti i cibi che la natura e l'uomo hanno creato siano adatti a tutti è veramente un'utopia!

Principalmente è il nostro sistema immunitario che reagisce alle singole particelle dell'alimento che ingeriamo. Se solo riuscissimo a essere più vigili e attenti, potremmo capire subito se un certo alimento faccia o meno per noi dai segnali che il nostro corpo ci invia.

E sì, perché il nostro corpo ci parla, ci dice esattamente

---

12 P. Mozzi, *La dieta del dottor Mozzi. Gruppi sanguigni e combinazioni alimentari*, 2012, Mogliazze Editore, p.17.

se siamo in grado di tollerare un alimento piuttosto che un altro.

È solo che non sappiamo leggerlo, perché se, per esempio, mangiando un'arancia ci gocciola il naso o emettiamo subito dopo uno starnuto, sicuramente siamo abituati a pensare che ci siamo raffreddati, che abbiamo preso un colpo d'aria, che ci sia molta polvere nell'aria, che siamo stressati, oppure, semplicemente, non ci badiamo, tanta è la regolarità con la quale si presentano alcuni fenomeni causa l'uno dell'altro.

Sicuramente, non è abitudine comune pensare neanche che forse quell'arancia il nostro sistema immunitario non la tollera affatto ed il nostro organismo si sta difendendo da questo alimento emettendo uno starnuto. Non lo pensiamo perché mai nessuno ci ha detto che questa potrebbe essere una possibilità, mai.

La stessa cosa vale per il prurito, per le macchie che ci compaiono sulla pelle, per il mal di testa, per la dissenteria e per milioni di segnali che il nostro corpo ci invia e sapete perché non ne veniamo a capo? Perché tanto oggi qualsiasi cosa noi abbiamo ci dicono che la causa è sicuramente lo stress, è l'inquinamento, il fumo, l'alcool. Insomma, tutto tranne il cibo.

Se abbiamo il diabete è perché è ereditario; la pressione alta è perché siamo troppo stressati; il colesterolo sono le tante uova che mangiamo e così via.

Luoghi comuni, questi sono solo i luoghi comuni che ci hanno inculcato fin da piccoli e che è molto difficile estirpare dalle nostre menti.

Il dottor Mozzi invece asserisce che questi luoghi comuni a cui siamo abituati non sono veritieri e che chi ci governa è solo il nostro sistema immunitario. Quando il nostro sistema immunitario si indebolisce, ci ammaliamo perché esso è preposto a proteggere il nostro organismo dagli agenti patogeni, ma per farlo deve funzionare bene e per funzionare bene deve nutrirsi di tutti quegli alimenti adatti a esso, alimenti che riconosce come amici e non come nemici da attaccare.
Capii subito questi concetti, mi venne molto facile farli miei: sicuramente erano spiegazioni che potevo accettare.

La mia dieta da gruppo B

Fu così che il lunedì 19 giugno 2017 presi la decisione e la responsabilità di mettere in pratica ciò che avevo appreso dal dottor Mozzi, di sperimentare su di me.
È gratis, non costa nulla, comunque la spesa la devo fare, di mangiare devo mangiare, cosa mi sta cambiando? Invece della spigola mangerò l'orata, invece del pollo il tacchino e così via.
Del resto, ero pronta a tutto pur di guarire dai miei disturbi e ancor di più ero disposta a tutto pur di aiutare il mio amico Dino. Nel caso avesse funzionato, la mia intenzione era quella di proporgli questa alimentazione, nella speranza (che, come tutti sappiamo, è l'ultima a morire!) che, in qualche modo, potesse portare giovamento anche a lui.
Pensai di non parlarne subito con Dino, almeno non prima che ottenessi i risultati per me sperati, proprio perché sapevo perfettamente che si sarebbe fatto due risate se gli avessi detto una cosa del genere, che grazie all'alimentazione del gruppo sanguigno magari avrebbe avuto una speranza.
Certo, i miei disturbi erano fesserie rispetto al suo tumore, ma volevo vedere con gli occhi miei, volevo capire bene come spiegargli questo cambio di alimentazione, volevo che anche lui facesse una prova, anche perché oramai le aveva provate tutte con scarsi risultati.

Lo stesso giorno, ottenni la mia prima visita dal gastroenterologo per il lunedì successivo. Gli spiegai quali fossero i miei disturbi e i miei disagi e ci salutammo cordialmente. Presi il libro che mi aveva regalato mia sorella e iniziai a studiarlo per bene.

Dovete sapere che il libro del dottor Mozzi è principalmente diviso in tutte le categorie alimentari, che vanno dalla carne, al pesce, ai latticini, frutta, cereali, frutta secca, verdure e persino semi e spezie, tutte, ma è vero anche che ci sono delle categorie che bisogna del tutto abolire dalla propria alimentazione, se si vuole guarire da una patologia. Dunque, per il mio stato infiammatorio mi sarei dovuta nutrire esclusivamente di carne, pesce, uova, verdure, legumi, frutta secca e pochissima frutta, dato che eravamo già in estate. La frutta in inverno il dottore la sconsiglia. Tutte le altre categorie come cereali, pseudo-cereali, amidi, latticini e zuccheri li avrei dovuti evitare, almeno per i primi mesi.

All'interno delle tabelle trovate 3 sezioni con elencati gli alimenti benefici, quelli neutri e quelli sconsigliati.

Ok è semplicissimo pensai. *Iniziamo dagli alimenti benefici per poi inserire pian piano quelli neutri e dimenticare per un po' quelli sconsigliati.*
Ora, è inutile che faccia la splendida; io, sostanzialmente, sono carnivora per natura, quindi basta che mangio la mia carne, il mio pesce, le uova e le verdure sicuramente non morirò di fame. Facilmente posso rinunciare a farine quindi pane, pasta, pizza e ai dolci. Diciamo che non sono mai stata una persona che non può vivere senza pane e pasta, al contrario non potrei vivere senza la mia carne.

Del resto, come gruppo B, potevo mangiare tutta la carne tranne il pollo, che in verità già mi aveva stancata tempo prima, e il maiale, di cui non sono mai stata una grande fan. Dalla mia, avevo il mio agnello e il coniglio, ma anche vitello manzo e tacchino, tutta carne che come vi ho già detto io amavo.

Così, quel lunedì iniziai vedendo un po' ciò che avevo a casa e che potesse andare bene.

A colazione mangiai due uova e 4 mandorle, evitando il caffè a causa delle mie coliti.

Dopo tre ore, e quindi alle 11, mangiai 4 fette di bresaola; alle 13 avevo le mie due fette di filetto con melanzane arrostite e insalata canasta; a merenda, intorno le 17, mangiai mezzo finocchio; infine, cenai con del tacchino e carote grattugiate.

La sensazione del primo giorno fu più che positiva: non avevo la pancia gonfia e avevo digerito tutto molto bene.

L'indomani mattina, appena sveglia, andai in bagno e con enorme stupore constatai di non aver avuto nessuna colite. Dopo quattro anni (e dico quattro) nessuna diarrea! *Mizzica!* Tutta contenta telefonai a Carmelo, per condividere la mia felice sorpresa nell'esser andata in bagno in modo più che decente.

"Continua così" mi rispose tutto contento e, forse, anche un po' scettico.

"Certo che continuo, eccome se continuo, sono 4 anni che ho la diarrea tutti i giorni e oggi magicamente non ne ho, vediamo dove arrivo" continuai molto emozionata.

Per tutta la settimana, mi attenni scrupolosamente agli

alimenti consigliati al mio gruppo sanguigno e, dopo soli sette giorni, quasi stentai a credere ai miglioramenti ottenuti. Non solo non ebbi neanche una colite, ma la mia schiena non mi faceva più male, riuscendo bene a pulirmi come si deve in tutta autonomia.

Ma come è possibile? Pensavo, *Eppure è passata solo una settimana!* Il lunedì 26 avevo finalmente la visita dal gastroenterologo, e prima di uscire decisi di pesarmi. Avevo perso 3,5 chili e ne fui entusiasta.

Ero molto felice e fiera dei primi risultati ottenuti.

Così, quella mattina, a digiuno come da protocollo, andai dal medico.

"Dottore, tutto ciò di cui le parlavo la scorsa settimana a proposito della pancia gonfia, delle coliti e cattiva digestione, in questa settimana, non le ho avute" gli dissi con un sorriso appena abbozzato.

"E cosa ha fatto, signora?" rispose lui molto sbalordito.

"È una settimana che non mangio né glutine né lattosio" gli risposi semplicemente, senza menzione alcuna, però, alla dieta del gruppo sanguigno, per non interferire sulla sua reazione.

"Signora, com'è acuta lei!" mi rispose il dottore, forse con un tono un po' infastidito.

Quelle parole mi fecero riflettere.

Perché me le disse? Perché lui sapeva perfettamente i danni che provocano glutine e lattosio o perché io, la paziente, avevo trovato una mezza soluzione da sola? Onestamente, non lo capii.

Restai ad ascoltarlo. Iniziò a spiegarmi che, talvolta, invece del glutine può fare stare male il suo antiparassitario naturale, che si trova soprattutto nel grano integrale.

In effetti io mangiavo tutto integrale, grano, ma anche farro e grano khorasan.

"O forse può essere una intolleranza al nichel" insistette lui, *"facciamo le analisi"*.

Mi prescrisse una serie di analisi costosissime tra cui anche le "transglutaminasi", per scongiurare la celiachia.

Inoltre, mi prescrisse qualcosa come 60 antibiotici, 6 al giorno per 10 giorni con a corredo una serie di farmaci contro sospetta candida intestinale.

Pagai la visita e, dato che ero digiuna, ne approfittai per fare subito le analisi.

Sapete cosa c'è? Che in verità io tutti quei farmaci non li comprai affatto.

Ora è vero che non sono un medico, ma io quella settimana ho avuto dei grandiosi miglioramenti, quindi non trovavo nessun motivo per assumere tutti quei farmaci.

Badate bene che non è stato per presunzione, ma solamente perché sentivo che il mio corpo stava avendo dei giovamenti da quell'alimentazione e volevo continuare.

Peraltro, se avessi seguito le prescrizioni del gastroenterologo, se avessi seguito il suo piano terapeutico, non avrei mai saputo se a guarirmi fossero stati i farmaci o l'alimentazione del mio gruppo sanguigno. Insomma, imboccata una strada e avendo ottenuto già dei risultati sorprendenti, ero risoluta a perseverare in quella direzione.

Quel lunedì 26 giugno, anche Carmelo iniziò la dieta, forte del fatto che la domenica prima gli feci vedere tutti i video che parlavano del mal di testa.

Dopo la visione prese la sua decisione da solo.

"Avanti domani inizio la dieta, fammi vedere cosa non devo mangiare", mi disse con aria decisa.

È stato sorprendente come quasi tutti gli alimenti, che il dott. Mozzi sconsiglia per il gruppo A, fossero proprio quelli che lui non amava tanto, tra cui carne rossa, pomodori, melanzane, peperoni, patate e banane per citarne alcuni.

Iniziavo a spiegarmi tante e tante cose e mi venne subito in mente pure l'episodio del filetto.

Essendo di due gruppi sanguigni diversi, avevamo alcuni cibi diversi e altri in comune.

Per esempio, lui poteva mangiare il pollo, la spigola, le lenticchie, i carciofi, la zucca, i topinambur.

Per me era meglio agnello, coniglio, manzo, orata, fagioli borlotti, patate, le melanzane e i peperoni per farvi un esempio.

Sinceramente, cucinare cose diverse non l'ho mai considerato un problema, visto che il mio unico obiettivo era guarire e stare bene.

Dalla nostra, c'erano anche degli alimenti che potevamo mangiare serenamente entrambi, come cernia, tonno, salmone, pesce spada, tacchino, uova e parecchie verdure.

Dopo tutti i soldi che avevo speso e giornate intere rovinate dai nostri malesseri, pensate davvero che sporcare due pentole in più mi avrebbe fermata?

Non credo proprio. E scusate se ve lo dico ma credo che chi si fermi davanti a questo, probabilmente non è mai stato male. Perché chi sta male vuole guarire e basta, a qualsiasi costo!

Una cosa che mi venne naturale è stato sbarazzarmi di

tutto ciò che avevo in dispensa, che non andava bene né per me né per Carmelo, così chiamai una mia cara amica alla quale regalai quei 4 sacchi pieni di cibo.

Affrontammo insieme, da coppia, questo percorso alimentare e posso dirvi che sicuramente sono stata fortunata, perché non è facile che un uomo decida di mettersi a dieta e per di più decide di seguire una dieta abbastanza ferrea come questa.

Sì, ferrea perché, per ottenere dei buoni risultati in minor tempo, come già sottolineato, bisogna attenersi all'eliminazione di cereali, anche senza glutine, zuccheri, amidi, frutta e latticini, anche se consentiti.

Nel libro del dottore Mozzi, tutti gli alimenti sono divisi per categorie alimentari: cereali, frutta, carne e così via; ma quando si vuole guarire da una patologia, bisogna eliminare tutti gli zuccheri e gli amidi proprio perché lo zucchero interrompe il processo di guarigione.

Iniziò così la sfida, perché a quel punto per me è stata una sfida a tutti gli effetti!

Questo medico dice ciò che gli altri non dicono, e sostanzialmente non ti vende nessun beverone magico, che per fortuna ho imparato ad odiare fin da piccola, nessuna droga, nessun farmaco, niente di niente. Ti dice solo di sostituire alcuni cibi perché da oltre 40 anni osserva in prima persona gli effetti che hanno i vari cibi nei diversi gruppi sanguigni. È frutto della sua esperienza di medico. È un uomo che conosce benissimo la natura e i vari cicli che essa ci impone, anche se noi umani abbiamo del tutto dimenticato, che è la natura che governa noi, e non il contrario.

Del resto, una cosa con la quale io mi trovavo in pieno accordo con lui era proprio quella di seguire la stagionalità degli alimenti. Ma come si può pensare di mangiare le fragole a Dicembre? Ammetto che anche io ogni tanto le mangiavo, ma sono certa di non farlo più, perché, Signori, non pensate che la frutta sia la panacea di tutti i mali, perché vi assicuro che così non è. Anzi…

In più, la maggior parte della frutta, in natura, esiste solo in estate e anche a questo c'è una spiegazione. La frutta contiene uno zucchero chiamato fruttosio e come tutti gli zuccheri serve a "rinfrescare" il corpo, ossia, aiuta il corpo a tenere bassa la sua temperatura. Difatti, si può mangiare con moderazione in estate quando c'è molto caldo, proprio per affrontare le alte temperature. Ricordate pure però che essendo zucchero è molto infiammante, quindi chi ha patologie da combattere non dovrebbe consumarlo.

I ricordi mi riportano alla mia adolescenza e giovinezza. Non so perché, ma da sempre io tendevo a non mangiare la frutta in inverno. Ricordo mia madre che puntualmente mi riprendeva, esortandomi e, addirittura, intimandomi di mangiare la frutta. Personalmente amavo di più la frutta estiva, e, probabilmente, era una sorta di istinto.

Dicevo di Carmelo e della sua decisione di intraprendere il medesimo percorso alimentare. Ero io, ovviamente, che mi occupavo di organizzare la sua dieta, visto che mi occupavo io della spesa e della preparazione culinaria.

Il pomeriggio del primo giorno di dieta gli telefonai per sapere quante bustine avesse preso per il mal di testa, e lui rispose molto felicemente *"Amore oggi non ho preso nessuna*

bustina, ti giuro".
Ricordo di aver fatto un sorriso a 32 denti, ero felicissima e fiera di lui.
"Continua così, amore mio", quasi urlando, tanto era la mia gioia per quanto mi aveva appena detto.
Per farla breve, Carmelo in quella settimana non assunse nessun farmaco, perché non aveva avuto nessun mal di testa, né mal di schiena, né crampi, nessun disturbo. Pensate che anche il suo umore era molto più sereno del solito e in più dopo 7 giorni perse 3 chili.
Anche il suo peso, come il mio, negli ultimi anni, era lievitato, arrivando fino a 95 chili. È alto 1,83 cm e il suo peso fino a qualche anno prima si aggirava sugli 84 chili, ma non era mai arrivato a tanto.
Tutto contento dei risultati ottenuti, continuò il suo percorso, seguendo le mie direttive e capendo che si trovasse sulla buona strada, iniziò a parlarne con parenti e amici, che, come sospettavo, iniziarono subito a prenderlo per pazzo.
Lui era abituato anche a tre colazioni da bar al giorno, perché tanti dei suoi clienti gli portavano in officina le più golose leccornie, tra cornetti, raviole di ricotta fritte, panzerotti, tutto di tutto, che però lui, un giorno, iniziò a rifiutare.
"Grazie, ma io voglio stare bene", rispondeva, rifiutando in modo gentile.
I primi giorni di giugno, considerati i miei disturbi, il mio tempo libero (dettato dal mio stato di disoccupazione), e l'approssimarsi della bella stagione, mi iscrissi in una bellissima palestra di un hotel qui a Catania.
Non è che mi levassi la vita... Il mio percorso era 40 mi-

nuti di tapis roulant a passo svelto, 10 minuti di cyclette e 10 di attrezzi per braccia e addominali.

Il resto della mattina, lo trascorrevo a bordo della magnifica piscina all'aperto che la struttura offre, ovviamente nuotando un po' per poi prendermi il sole e continuare a seguire i video del dottore su *YouTube*.

Il dottor Mozzi ovviamente consiglia di fare molto movimento, dice sempre che l'essere umano è programmato per muoversi, ma dice anche che non bisogna fare sforzi madornali: anche una bella passeggiata a passo veloce può andare bene, purché quotidiana.

Arrivarono i risultati delle analisi che mi diedero la triste notizia di avere il colesterolo a 236, trigliceridi a 114 e altri valori un po' al limite.

Certo non ne ero entusiasta anche perché non avevo nessuna intenzione di assumere altri farmaci.

Fiduciosa, proseguii con la mia dieta, riuscendo a organizzarmi anche in vacanza, negli hotel.

Sì, sì, avete capito bene, anche in vacanza e vi assicuro che è stato facile, perché volere è potere, sempre!

Praticando di norma buoni hotel riuscivo sempre a trovare per colazione le uova o della fesa di tacchino, o della bresaola, e un po' di insalata e in alcuni hotel riuscivo a farmi preparare per colazione la quinoa.

Con me portavo sempre delle mandorle e qualche meringa, giusto per gli spuntini.

La frutta c'era sempre, data la bella stagione estiva e anche tanta buona volontà.

Personalmente, non ho mai avuto problemi a mangiare

cibi salati di prima mattina. Avendo lavorato per il Club Med, come vi ho detto, avevo preso la bella abitudine di far colazione con omelette, che, vi assicuro, di prima mattina sono fantastiche.

Io amo le uova a colazione, mi hanno sempre dato tanta energia.

Poi mi portavo dei filetti di tonno in vetro, il mio burro di mandorle, i miei amaretti di mandorle, tanto comunque in camera avevo sempre un frigorifero.

Poi, al ristorante comunque una fetta di carne o del pesce con l'insalata si trova praticamente ovunque.

Confesso, ad onor del vero, che qualche volta scappava un pezzettino di torta, ma tutto sommato non esageravo mai. Mi ero accorta che non è lo stomaco a volere la classica torta, bensì la mia mente. Così, escogitai un piano ben riuscito. Dopo aver fatto colazione con i miei cibi consentiti, assaggiavo giusto un cucchiaio di dolce, per ingannare le papille gustative. Di fatto, però, ero già sazia e quindi mi sentivo soddisfatta, solo con un po' di sapore. Provatelo. Sicuramente funziona anche per voi!

È vero anche che ho sgarrato pochissimo, giusto qualche volta in hotel durante i week-end anche perché avevo premura di conquistare, di ri-conquistare la mia salute.

Durante il primo mese di dieta, sia io che Carmelo avevamo ottenuto ottimi risultati.

Pensate che io ad un mese esatto, e quindi in data 19 luglio 2017 avevo perso ben 10 chili.

Sìììììì!!! Ero felicissima.

Carmelo ne perse 9.

Quindi io tornai a pesare 80 chili e Carmelo 86.

Immaginate la nostra felicità nel cominciare a indossare qualche vestito messo da parte perché era stretto.

Ma non pensate che eravamo felici solo per questo, perché il dimagrire non era proprio il nostro obiettivo, almeno non quello primario.

Il nostro obiettivo era guarire il più velocemente possibile e non aver più necessità di assumere alcun farmaco.

Il dimagrimento in realtà è stato una piacevole conseguenza. Anche qui ho qualcosa da dirvi.

Quante volte siete stati dal dietologo, dal nutrizionista che vi hanno stilato delle diete e, misurandovi centimetro per centimetro, vi siete sentiti dire che siete grassi? Che tutta quella pancia è grasso che non riuscite a smaltire?

"Grasso, ma come se io non ne mangio" starete pensando.

Magari siete stati sempre attenti a togliere quel grasso buono dalla carne, oppure avevate a disposizione solo due cucchiaini di olio di oliva sul cibo da consumare in un giorno, magari le patatine fritte non ne mangiate a chili, ma questo grasso da dove viene?

Ad onor del vero non è esatto.

Sì, esiste uno strato di grasso sottocutaneo, ovviamente; ma se siamo obesi, sappiate che la classica pancia gonfia, quel cocomero che ci portiamo dappresso come un trofeo da anni, non è altro che il risultato di un intasamento intestinale e conseguente gonfiore che abbiamo nel nostro colon.

Sì, avete capito bene, in buona sostanza sono feci, scarti alimentari che rimangono attaccati al colon, soprattutto perché ingeriamo farine con il glutine che si incollano all'intestino.

Se ci pensate un attimo, con acqua e farina potete andare ad appiccicare i manifesti per la città perché acqua e farina diventano colla, né più né meno.

E secondo voi, nel nostro intestino come si comportano le farine con il glutine? Esattamente come una colla, quindi si appiccicano al nostro colon, stringendo di molto questo tubo, chiamiamolo così, preposto a far passare il cibo e farlo arrivare al retto.

Questo restringimento del tubo finisce col provocare il gonfiore della nostra pancia, proprio perché il cibo stenta a passare e via via si deposita per anni senza poter uscire. Finisce col diventare, così, un vero e proprio deposito di scorie in putrefazione e noi ce lo teniamo nello stomaco per anni, lì dove troneggia il nostro sistema immunitario.

Di conseguenza, queste tossine che mettiamo in circolo, sporcano il nostro sangue.

Quindi intestino pulito, sangue pulito, salute.

Intestino sporco, sangue sporco, malattie.

Ecco perché ci ammaliamo! Non ci ammaliamo perché siamo sfortunati o per lo stress!

Mi si era aperto un mondo nuovo davanti agli occhi, del quale ero completamente all'oscuro. Finalmente sapevo, finalmente capivo e, avendo capito, potevo mettere in pratica tutti i dettami del dottore e verificare sulla mia persona. Parlando con amici e parenti la prima cosa che mi contestavano era *"la dieta del dottor Mozzi non è scientificamente provata"*. Ecco, ovviamente, se si parla di PANZA[13], tutti si aggrappano a qualsiasi cosa, pur di non mettere in discussione il <u>già noto e le pro</u>prie abitudini, anche le peggiori.

13 "Pancia".

La gente può rinunciare a tutto tranne che al cibo, alle loro cattive abitudini, ai piaceri della tavola.

E già, perché tanto sanno di stare male perché sono stressati o sfortunati.

Perché, certo, lavorare, andare a prendere i bambini, fare la spesa, correre di qua e di là è tutto uno stress…

"Rotture di coglioni! Queste sono rotture di coglioni" chiamiamo le cose con il giusto nome.

Lo stress è un'altra cosa.

Il dottore spiega bene che il nostro organismo è sottoposto a un forte stress se dobbiamo scappare da un incendio, se c'è una guerra e dobbiamo scappare, se c'è un terremoto e dobbiamo metterci in salvo. Questo è lo stress, esattamente quando dobbiamo metterci in salvo da un forte pericolo che compromette la nostra vita.

Facciamo un esempio, ipotetico ma anche molto concreto. Se avete passato la brutta esperienza di dover scappare di casa perché c'è stato un forte terremoto, in quel momento siete stati sottoposti a stress, perché appunto stavate scappando per cercare di mettere in salvo la vostra vita.

Ecco perché il tram tram della vita quotidiana non è stress, perché non scappate da niente e quindi la causa dei nostri mali non può essere lo stress. Ma signori, non ci viene un tumore perché scappiamo da un terremoto! Rendiamocene conto sul serio!

Sfatiamo i miti e vogliamoci più bene

Detto questo, capite bene che la nostra salute dipende solo da noi e da ciò che scegliamo di mangiare.

Mi sono accorta che tanta gente trova una grande soddisfazione quando si auto-dichiarano stressati, una specie di piacere. Trovo che sia molto di moda, fateci caso…

La gente si riempie di orgoglio ed è compiaciuta quando racconta i propri malesseri causati dallo stress; sembra quasi che ne vadano fieri e soddisfatti, perché con la parola magica è come se dimostrano al mondo intero che lavorano troppo, che studiano troppo, che stanno troppo appresso ai figli, perché si occupano del marito, della moglie, della casa, fanno la spesa perché per tanti di loro è importante far sapere agli altri che fanno più del loro dovuto e, probabilmente, è per questo che si sono ammalati. Fateci caso seriamente. Loro credono fermamente e sono convinti che la causa di tutti i mali del pianeta sia lo stress, ma il cibo no, secondo loro non c'entra nulla. Io li vedo quando vanno dal medico a farsi diagnosticare le loro malattie, sembra che non aspettino altro, tirando anche un bel sospiro di sollievo, perché sicuramente ne sono anche contenti. Anche perché spesso a questo disturbo viene associato il santo riposo e quindi da quel giorno in poi hanno il diritto di riposarsi, prima no. E allora sarà il coniuge ad adempiere ai doveri di casa, sarà il collega a lavorare per lui e via dicendo.

Alibi, questi sono solo alibi che possono spiaccicare a tutti per giustificare il fatto che non potranno più fare tante cose, perché sono stressati. Ed ecco che per me si chiude il cerchio. Cercando su internet, trovai, tra gli altri, uno studio sullo stress che mi colpì particolarmente.

Nel 1929, il fisiologo Walter Cannon aveva lavorato sul concetto di omeostasi e sulla risposta d'allarme presso l'Università di Harvard. Cannon disse che, dinanzi ad un pericolo, l'organismo ha una reazione di allarme che ha funzione preparatoria sul soggetto ad una rapida azione offensiva o difensiva, fondamentale per la sopravvivenza. Cannon studiò e descrisse quella che è nota con il nome di "fligth or fight reaction", ossia uno stato di sovraeccitazione innescato dall'attivazione del sistema nervoso autonomo in seguito alla rilevazione di un "pericolo" nell'ambiente esterno. Questa reazione di allarme è comune agli uomini e agli animali e permette al soggetto di attivare una serie di risorse che possono risultare vitali in situazioni di pericolo.

Alla luce di ciò, credo che definirsi stressati per via dei doveri quotidiani cui adempiamo sia scorretto e superfluo, proprio perché non corriamo nessun pericolo che compromette la nostra vita. È sicuramente molto di moda usare questo termine in modo improprio, anche io prima lo usavo, ma grazie al dottor Mozzi, ritengo d'essere più consapevole su cosa sia davvero lo stress.

Per fortuna che io non mi sono accontentata della parola magica come causa di tutti i miei mali. Anche perché, Signori cari, è vero che io non lavoravo, ma è anche vero che non ho figli (per mia scelta), né animali a cui badare, né piante alle quali dare attenzione. Stavo sola per 12 ore al giorno, i capelli me li ha sempre fatti il parrucchiere il venerdì, ho un'amica che si occupa delle grandi pulizie di casa mia, e con Carmelo, che sabato e domenica era libero, trascorrevo spesso i week-end fuori porta, in hotel, servita e riverita. I miei debiti comunque, piano piano, riuscivo a pagarli senza grosse difficoltà; quindi, nemmeno per ragioni economiche avevo motivo di stare male.

Questo stress, allora, da dove cavolo doveva venire e perché? Finiamola!

La cosa buona di questa alimentazione è che gli alimenti consentiti non vanno pesati. Sarà il nostro appetito e il nostro buon senso a dirci di fermarci.

Ricordo quelle diete tristi e tristissime dove dovevo pesare 5 grammi di olio di oliva, o 70 grammi di pesce, o 40 di riso. Ma per favore! Ma dove lo trovo un pescivendolo che mi taglia un pesce di 70 grammi? E se sono 100 grammi che fa lo devo buttare quello che avanza?

Si mangia finché si ha fame, tanto vedete cosa c'è? Che una volta eliminati gli zuccheri e assumendo le vostre giuste proteine, quella fame nervosa, la fame notturna, quella fame di ogni minuto che dopo 10 minuti dal pranzo si desidera di nuovo divorare qualsiasi cosa, semplicemente sparisce.

Un consiglio che il dottore dà è quello di mangiare ogni 3

ore, se si ha fame, esattamente come i bambini. Ossia, di introdurre piccoli spuntini per non arrivare troppo affamati ai pasti principali.

Vogliamo parlare dei due litri di acqua al giorno?

Questo è un argomento difficile, perché sfata ciò che sentiamo dalla mattina alla sera in televisione.

Tutti, e dico tutti, ci dicono e consigliano di bere almeno due litri di acqua al giorno e anche più.

Innanzitutto, si beve poco, la mattina appena svegli con 1 o 2 bicchieri di acqua a temperatura ambiente. Lui consiglia, almeno mezz'ora prima di fare colazione, una tazza di acqua calda con il limone per i gruppi A, B e AB. Il gruppo zero, invece, dovrà bere acqua calda ma senza limone. Il dottore spiega bene che bere acqua calda al mattino serve a completare la digestione della sera prima e a preparare il nostro stomaco all'assunzione della colazione. Poi si beve prima dei pasti, mentre si mangia non si beve e, appena finito, giusto un dito per "sciacquare" la bocca. Dopodiché, per almeno 3 ore scordatevi che l'acqua esiste. Sì, avete capito bene, non si beve durante la digestione e, ovviamente, non si mangia. Esistono delle regole biologiche che bisogna rispettare per far sì che si completino per bene i nostri processi digestivi. Rassegnatevi!

Se per caso avete la bocca secca o amara, basta fare dei gargarismi con acqua e via, ma, appunto, non bevetela.

In questo io, fin da subito, sono stata un militare. Ho seguito alla lettera tutti i consigli del dottore, anche per ciò che attiene la regolarità dell'idratazione e, come detto, più li seguivo e più stavo bene.

Dimenticate anche bevande fredde e congelate. Dovete sapere che il corpo umano lavora bene a 36 gradi circa, che è anche la nostra fisiologica temperatura corporea. Se introducete bevande che hanno una temperatura di 10 gradi capite bene che il vostro stomaco e tutti gli organi preposti alla digestione non lavoreranno bene; diversamente, aumenta il rischio di andare incontro ad una serie di disturbi.

Due litri di acqua anche no perché mangiando molte verdure, come consiglia il dottore, avrete tutti i liquidi a sufficienza. Raccomanda di bere l'acqua di cottura delle verdure, perché ricca di minerali essenziali all'equilibrio del nostro organismo, tra cui anche il magnesio.

Forte dei miei risultati, coinvolsi anche mia mamma, allora settantunenne, e pure mia nonna, di ben 93 anni!

Sono stata un militare anche con loro, affinché, soprattutto i primi tempi, seguissero alla lettera le raccomandazioni della loro specifica dieta così da assumere le buone abitudini e poi proseguire in autonomia.

Vi dico solo che il medico di famiglia tolse loro la cardio-aspirina, perché non ne avevano più bisogno, e mia nonna, allora con miastenia e diabete, ottenne degli ottimi risultati per entrambe le sue patologie. Pensate che il medico le dovette diminuire sia l'insulina e il farmaco per la miastenia, passando, in questo ultimo caso, da una posologia giornaliera da sei pillole a una.

In più, mia madre perse 22 chili (il che diciamo che le ha fatto più che bene) e mia nonna una decina. Inoltre, mia madre non ha più sofferto di cervicale, né ha più avuto l'eritema solare che, puntualmente, la colpiva ogni estate. Purtroppo, in famiglia non tutti hanno abbracciato questa nuova alimentazione, ma io dico sempre che è una cosa strettamente personale ed ognuno deve scegliere per sé. Non posso obbligare i miei fratelli, ma mia madre e mia nonna sì, eccome!

Anche perché sono quella che dedica più tempo a loro e quindi se ci devo "combattere"[14] io, quanto meno, si fa a modo mio!

Questo è quello che dico sempre, perché il mio carattere si contraddistingue anche per una certa autorevolezza che, senza falsa modestia, col tempo ho imparato a riconoscermi; in realtà credo che nessun figlio voglia vedere star male un genitore. Credo che a nessuno faccia piacere che un proprio caro stia male, io per esempio è una cosa che non riesco a sopportare. Io amo mia madre e mia nonna e per loro voglio solo il meglio, voglio che stiano bene sempre, a qualunque costo. Quindi, in virtù dei miglioramenti che io stessa avevo tratto da questa dieta, era naturale che desiderassi miglioramenti anche per loro.

Devo dire che a mia madre tutto sommato questo regime non dispiace affatto, anzi, lei da brava cuoca come è sempre stata, riesce comunque a preparare dei piatti buonissimi, anche seguendo questo regime.

Mia nonna ogni tanto faceva i capricci e, quando si poteva, comunque qualche piacere glielo facevamo passare.

Forte dei miei risultati, a luglio (quindi, ad appena due mesi da quando avevo ricevuto quella sua telefonata sconvolgente che, dopo anni, ci aveva riavvicinati) iniziai a parlare di

____
14 Badare.

questo regime alimentare anche al mio amico Dino.

Immaginate le sue risposte.

"Emma ma che dici, i medici qua mi dicono che posso mangiare tutto", mi diceva convinto.

Io, sinceramente, nutrivo non pochi dubbi sulle indicazioni che aveva ricevuto, indicazioni che non riuscivo proprio a capire.

"Dino ma perché non ti giochi questa carta, ma che ti costa?" provavo a esortarlo io.

"Emma non insistere, io prima di mangiare prendo 14 farmaci e, poi, solo dopo aver ingurgitato già un ricco pasto farmacologico, mangio" rispondeva tra l'avvilito e l'infastidito.

Un giorno, mi telefonò, dicendomi che per una settimana non si sarebbe potuto far sentire perché dovevano metterlo in una camera in isolamento e sottoporlo ad una lunga terapia per liberarlo dall'eccesso di zucchero nel sangue.

E qui, Signori, vi invito a riflettere, a prendervi una pausa di riflessione, proprio come feci io dinanzi a quell'informazione apparentemente tanto sibillina.

Ma perché non dicono che non può mangiare zucchero, invece di sottoporre Dino a questa tortura disumana?

Ognuno rifletta e tragga le proprie considerazioni.

Io mi dannavo l'anima, non lo potevo accettare.

Nelle settimane successive, Dino provò a mangiare la sua carne e le sue verdure, senza toccare dolci, cereali e zuccheri, come mi disse.

"Sai Emma, dalle analisi i medici dicono che i valori sono un po' migliorati".

Ora, è vero che le sue condizioni erano veramente disperate.

Me ne accorsi l'8 di agosto, quando scese in Sicilia e atterrò all'aeroporto di Catania.

Io corsi in anticipo all'aeroporto, ricordo che aspettai 2 ore lì, da sola, con la sola voglia di abbracciarlo forte, forte.

Ricordo perfettamente quel momento.

Appena lo intravidi in lontananza, iniziai a piangere come una disperata, probabilmente non avevo mai pianto così in tutta la mia vita.

Era magrissimo, malandato, a stento poteva camminare.

Aveva un cappello di paglia per nascondere la caduta dei suoi bellissimi capelli biondi. La sua pelle era di un giallastro scuro e ricordo anche il suo alito, terrificante.

Ci stringemmo in un abbraccio lunghissimo, stravolti entrambi dalle lacrime.

"Tesoro, grazie, perché mi hai salvato la vita! Grazie a te ho trovato la strada giusta e ora sto molto meglio, grazie! Non mi lasciare, non mi lasciare più", gli sussurrai all'orecchio, ancora stretti in quell'abbraccio lungo e forte quanto il Tempo.

Aveva voglia di un cornetto del bar, e così andammo.

Seduti al tavolino, prima che ci venissero servite le nostre consumazioni, Dino tirò fuori dalla sua valigia i famigerati 14 farmaci, e, in quegli istanti il mio cuore fece ciock per il dolore.

Compresi allora che quella sarebbe stata l'ultima volta che ci saremmo visti.

Il suo stato, purtroppo, era di non ritorno; aveva una cicatrice che partiva dalla gola e finiva nell'inguine. Non credevo che fosse in questo stadio davvero terminale ed era nella disperazione più nera per il fatto che non si potesse fare veramente più niente.

Chissà se avesse iniziato da subito questa dieta, magari si sarebbe ripreso, pensavo ogni giorno.

Purtroppo ormai era troppo tardi; ovviamente, in certi stadi della malattia c'è un punto di non ritorno e non si possono pretendere miracoli.

È vero però, come gli sussurrai all'orecchio, che se non fosse stato per lui, non so quando e come avrei iniziato questa dieta.

Il 17 di Dicembre arrivò la notizia peggiore che, malgrado razionalmente l'aspettassi, non avrei mai voluto emotivamente e affettivamente, ricevere.

Dino ci lasciò.

Aveva 36 anni, era alto, capelli biondi, occhi azzurri, bello come il sole.

Perché io voglio ricordarlo così, bello, allegro, sorridente, un'esplosione di vita.

Grazie amico mio. Desideravo ardentemente salvare la tua vita, e alla fine, tu hai salvato la mia! Ti voglio tanto bene.

Cambiare abitudini, a tutt'oggi, risulta essere percepito dall'uomo come un lutto, figuriamoci una decisione così netta che ti stravolge la vita.

Ognuno di noi ragiona con la propria mente e volontà e magari tanta gente vorrebbe iniziare, ma poi si perde d'animo per mille motivi.

Io ho avuto un motivo validissimo per iniziare a cambiare, la voglia di aiutare il mio amico Dino mi ha spinto sopra ogni cosa. Del resto, quando me ne parlò mia sorella non è che le avessi prestato chissà quale attenzione, anzi, come raccontato, ne fui quasi infastidita.

E capisco tutte le persone con le quali ho dialogato a proposito di questo regime; purtroppo, con tante di loro ho litigato, con altri non ci parliamo più, non è facile.

È solo che quando si tratta di salute e tu sei riuscita a ottenere ottimi risultati, vorresti che le persone cui vuoi bene seguissero i tuoi consigli, ma purtroppo ho capito che non funziona così.

Ognuno è libero di scegliere il proprio percorso verso il benessere.

La salute è una cosa personale e, a parte mia madre, non posso e non devo obbligare nessuno a seguirlo (lo ripeto, prima di tutto, a me stessa, come fosse un karma per contenere il mio carattere di leonessa).

Se oggi sto bene, lo devo al mio migliore amico Dino e anche a mia sorella, la prima che mi ha stimolato a volgere lo sguardo verso un inedito orizzonte.

Torniamo al mio percorso. Siamo, appunto, al Natale 2017. Io avevo registrato un calo di peso di ben 22 chili, e quindi pesavo 68 chili.

Ovviamente, iniziai a regalare i primi vestiti taglia 50, perché, come capite bene, non avevo più ragione per tenerli.

Ero certa e decisa che ormai questa alimentazione l'avrei seguita per tutta la vita, innanzitutto per stare bene, e poi perché, finalmente, dopo tanti anni iniziavo a piacermi di nuovo, ad amarmi.

Cosa c'è di più bello, soprattutto per noi donne, di regalare i vestiti che ci stanno larghi?

Ricominciai così a fare shopping, con grande gioia, soddisfazione e divertimento.

Di certo ero più felice di spendere i miei soldi nei negozi, piuttosto che in farmacia, che ne pensate?

Ho dovuto rifare tutto il guardaroba nuovo, ero felicissima.

Nel mese di gennaio del 2018, arriva una bella notizia: i risultati delle nuove analisi di controllo.

Udite, udite, il mio colesterolo era sceso da 236 a 176 e i trigliceridi erano scesi da 114 a 59.

Ecco la mia prova scientifica. Più scientifica di questa?

Signori, ma per voi cosa vuol dire scientifico?

Signori, ma per voi la medicina è una scienza?

Pensateci bene.

"La medicina è un'arte", come ha pubblicato l'ordine dei Medici di Piacenza.

La medicina è osservazione, conoscenza, metodo, come dice sempre il dottor Mozzi.

Del resto, occorre riflettere su cosa ci sia dietro la malattia, in termini di business.

Ciò che oggi mangiamo non è quello che l'uomo dovrebbe mangiare.

La grande distribuzione ci ha abituati a consumare cibi spazzatura, perché tutto quello che c'è lì dentro è pensato per far arricchire le industrie alimentari e farmaceutiche, non certo per farci stare bene.

Nessuno ha interesse (economico) che noi stiamo bene.

Pensateci.

Inoltre, le leggi del marketing ci hanno inculcato che non abbiamo tempo soprattutto per cucinare e che, per questo motivo, è meglio acquistare cibo pronto da mettere in microonde e in 5 minuti il nostro pasto è assicurato.

Eppure, Signori, per preparare una fetta di carne e un'insalata io impiego lo stesso tempo, ma che ci vuole!

Ma vi rendete conto che spesso le pubblicità propongono "Cibo spazzatura"?! Ma ve lo siete mai chiesti?

Ma avete mai letto tutta quella lista infinita di ingredienti con nomi anche sconosciuti che si trovano nell'etichetta di ogni prodotto? Siete consapevoli di cosa mangiate?

Mi sono sempre chiesta se ci vogliono in salute o meno…!

Tanto poi ci dicono che ci ammaliamo perché siamo stressati…e ci vendono pure i farmaci.

Il nostro intestino non è programmato per ingerire questa mole di schifezze.

Il corpo umano va avanti a proteine, sali minerali e vitamine, ma quelle giuste.

Di certo, non è programmato per ingerire la mole di farine con il glutine, i latticini e i dolci , che ingeriamo dalla mattina alla sera.

Su questi due argomenti ormai moltissimi medici di fama mondiale si sono espressi. I cereali di oggi non sono quelli di 100 anni fa. I cereali di oggi sono geneticamente modificati. Il grano, per sua natura, contiene il 7% di glutine; ma se quello di oggi ne contiene il 30%, voi non vi ponete nessuna domanda?

Il dottor Mozzi sì, e i suoi interrogativi hanno fatto riflettere anche me.

Difatti, ormai, gli intolleranti al glutine o i celiaci in questo pianeta sono milioni. Idem per gli intolleranti o allergici al lattosio.

Le intolleranze sono esattamente ciò che mi faceva tanto male, anche se non tutte sono apparse nei risultati delle analisi.

Rimuginando, tra me e me, c'era sempre qualcosa che non mi convinceva: *ok, sì, posso capire che il glutine di oggi non sia quello di cento anni fa, che il latte di mucca a noi umani faccia molto male (anche perché ormai sono tantissimi i medici che concordano con questa tesi), ma perché ad un certo punto la mia alimentazione mi ha fatto ammalare? Nel senso che mangio così da ben 34 anni, allora, perché questa improvvisa esplosione di sintomi e disturbi e malesseri? Si son dati tutti appuntamento nel medesimo tempo, come una congiura ordita appositamente contro di me?*

Il lungo studio dei video del dottor Mozzi, mi consentì di riflettere, di rivedere, come in una sorta di flashback, quello che era stato il mio stato di salute connesso al regime alimentare, e, al fine, mi fece trarre alcune conclusioni.

E la risposta la trovai proprio nella mia domanda. Perché, dopo 34 anni, questa improvvisa esplosione di sintomi e disturbi e malesseri? Esattamente perché mangio in modo scorretto da, appunto, 34 anni!

Giornalmente ci nutriamo, ma, spesso non facciamo altro che immagazzinare "tossine", ingurgitando cibi di cui il nostro sistema immunitario non abbisogna e i quali, anzi, non fanno altro che danneggiarlo!

Il dottor Mozzi spiega bene come noi mangiamo e mangiamo fino a quando un bel (per così dire…) giorno il nostro organismo dirà ORA BASTA, mostrandoci in primis dei segnali anche insulsi, se vogliamo, per poi sfogare nella malattia.

Ognuno di noi, dotato di un sistema immunitario unico e irripetibile, reagirà in maniera e in tempi differenti, a questa sorta di "intossicazione".

A me, la reazione esplose a 34 anni, ma, certamente, ogni sistema complesso che è la "persona" reagirà in modo differente, proprio perché non siamo tutti uguali.

Siamo a febbraio 2018, esattamente dopo 8 mesi di alimentazione del gruppo sanguigno seguita in maniera ferrea, arrivai a pesare 58 chili; in totale, quindi, avevo perso 32 chili!

Rifacciamo di nuovo il guardaroba, perché mi sta tutto grande. Ovviamente alcuni abiti li potei riprendere, portandoli dalla mia sarta, altri no.

Ma chi se ne frega!

Non ho mai portato la taglia 42 e, addirittura, 40; adesso, rasento il sotto peso.

Iniziai già da Dicembre a preparare qualche dolcetto con le farina a me consentite, tipo quinoa, mandorle, castagne e carrube e a mangiare la pasta con sola farina di piselli.

Le trovavo buonissime e riuscivo a digerirle benissimo.

Anche Carmelo continuava a perdere peso, fino ad arrivare a 75 chili. In totale, lui perse 20 chili e, ovviamente, guardaroba nuovo anche per lui.

Non ero preoccupata per qualche chilo in più perso, anche perché il dottore dice che capita e piano piano si riprendono due/tre chili, basta mangiare un po' di più a livello di porzioni e anche qualche amido consentito in più e fare un po' di sport per rinforzare la massa muscolare.

Praticamente, ho scoperto ossa che non sapevo di avere, data la mole in più di peso.

Non ero più ossessionata dal mio peso, stavo bene con me stessa e stavo bene di salute, perché praticamente tutte le cose di cui soffrivo sono sparite. Anzi da attenta osservatrice quale ero diventata, mi accorsi che anche tante piccole cose erano scomparse.

Non ho più avuto un granello di forfora neanche a cercarlo con il binocolo e i miei capelli non cadevano più. È vero che, nel frattempo, non ho più usato tinture a base di ammoniaca, ma il naturale henné; resta di fatto che non avevo e non ho più neanche una doppia punta.

La mia pelle sembra rinata, non ho più bisogno di creme e cremine per idratare la pelle secca.

Anche quei pochi calli e duroni nei piedi sono spariti.

Le unghie sono robuste e non si spezzano più.

Le smagliature sono sparite quasi tutte, così come la cellulite.

Non ho più herpes labiale da quattro anni e anche l'infezione delle vie urinarie scomparse.

È incredibile come il corpo si rigeneri, non ingerendo più zuccheri, glutine, lattosio, maiale e porcherie varie.

Inoltre, da più di 20 anni, ho l'abitudine di saltare una cena a settimana, di solito la domenica.

"Una volta a settimana ci si deve coricare digiuni", diceva sempre la nonna e, ad onor del vero, è anche quanto suggerisce il dottore di fare, per far rigenerare il corpo.

Ogni tanto un po' di digiuno sarebbe sempre da praticare perché è vero che fa benissimo.

"Quando si sta male non si mangia", diceva sempre la nonna e rimproverava nostra madre che ci preparava la pastina con il parmigiano.

In effetti, gli anziani sanno perfettamente riconoscere quando non si deve mangiare, mentre, oggigiorno, siamo abituati a mangiare per rimetterci in forma.

La febbre, di solito, è una reazione alle infezioni in corso; ricordo perfettamente quando, da piccoli, il nostro pediatra faceva a me e ai miei fratelli il clistere, proprio per svuotare l'intestino, perché è lui che deve stare bene se vogliamo stare bene. Difatti dopo aver fatto il clistere e dopo aver svuotato l'intestino la febbre si abbassava.

Questa pratica la consiglia anche il dottor Mozzi, in determinate circostanze, seppur ormai quasi totalmente caduta in disuso.

Riflettendo a lungo su questo argomento, capii da subito, come suggerisce il dottore, che il nostro intestino è il centro di tutto il buon funzionamento del nostro corpo e che se esso sta bene, noi stiamo bene e viceversa; se esso sta male, noi ci ammaliamo.

Per quanto riguarda il consumo della carne di maiale, le raccomandazioni del dottor Mozzi risultano del tutto in linea con lo stile alimentare di ebrei e musulmani. Lui la sconsiglia a tutti e 4 i gruppi sanguigni, perché la ritiene non adatta al consumo per l'essere umano. Il maiale è un animale che non suda e che quindi non elimina le tossine che rimangono nella carne che poi consumiamo. Inoltre il maiale ha il 50% di DNA uguale al nostro e quindi sarebbe più o meno come mangiare i nostri simili. In più, gli ebrei non abbinano mai latticini alla carne, nello stesso piatto (come, invece, siamo soliti fare noi) e questo lo sconsiglia ampiamente anche il dottor Mozzi.

Gli ebrei osservanti mangiano solo pesce con pinne e squame, e, se mi volete credere, anche mia nonna paterna soleva dire *"io mangio solo pesce a forma di pesce"*, nel senso che non mangiava frutti di mare, crostacei e molluschi.

Il dottor Mozzi riserva pochi crostacei e molluschi al gruppo zero, mentre per me che sono gruppo B sconsiglia i crostacei e i frutti di mare, che io adoravo.

In questo regime anche le combinazioni alimentari sono importantissime.

Quante volte avrete mangiato la pasta con i legumi e subito vi siete sentiti gonfi come un pallone? Ovviamente, i legumi non vanno abbinati ai cereali, bensì a carne, pesce e verdure. In questo, fin da piccola, almeno avevo intuito che non volevo assolutamente la pasta o il riso con i legumi, perché poi mi sentivo male e con la pancia molto gonfia per giorni. Per mia madre erano semplici capricci; finalmente, adesso posso dirle che non solo non erano capricci o fisime, ma che addirittura fanno molto male.

Così come ho imparato a mangiare quei pochi formaggi di capra, che comunque mi concedo raramente. Quando ho voglia di formaggio, lo mangio con uova sode e insalata e me la cavo bene, non lo mangio più insieme alla carne, come facevo prima.

Dovete sapere che io ero amante del formaggio. Certo molti non ne mangiavo per il forte odore o sapore, ma di quelli che più mi piacevano, ne mangiavo veramente a chili.

In realtà, non ho mai conosciuto qualcuno che mangiasse formaggio più di me, ne ero veramente golosa. Eppure vi posso dire che non ho mai sofferto questo distacco dal mio adorato formaggio, perché, come vi ho già detto, il mio obiettivo era quello di guarire e, a quel punto, anche quello di mantenere la buona salute per sempre.

Quello che dice il dottor Mozzi sul latte e i suoi derivati sono concetti semplici che ho capito subito e con i quali sono stata fin da subito d'accordo.

In primis, perché su almeno 4500 specie di mammiferi su questo pianeta, solo l'uomo dovrebbe avere bisogno del latte, per di più di un altro animale, per tutto l'arco della vita? In natura tutto questo non esiste. Ogni cucciolo di mammifero beve solo il latte della propria madre, della propria specie e non lo beve in eterno! Ma solo nei primi mesi di vita.

Se avete dei nonni, potete chiedere conferma a loro sul fatto che, in passato, quando la puerpera non aveva il proprio, di latte, si chiamava la "balia", non la mucca! La balia era una donna che aveva partorito nello stesso periodo e che aveva latte materno a sufficienza per sfamare un altro bambino. Il latte della mucca lo beve il vitellino che però possiede 4 stomaci per poterlo digerire. Noi ne abbiamo solo uno, almeno fino a prova contraria.

Sappiate pure che comunque il latte e i suoi derivati sono stati introdotti nell'alimentazione umana nell'ultima parte della storia dell'umanità, se consideriamo che siamo su questo pianeta da milioni di anni.

Se fosse stato veramente così necessario e indispensabile, ci saremmo estinti da tempo, no?

Mettiamoci anche che le popolazioni orientali del nostro pianeta non consumano latte e non mangiano formaggi.

Anche qui, se fosse veramente così necessario e indispensabile, tutti questi miliardi di persone sarebbero estinti o malati, magari di osteoporosi, o sgorbi, a causa della scoliosi e con difetti della colonna vertebrale e via dicendo, ma vi risulta?

Sono 4 concetti in croce che mi hanno fatto riflettere e pensandoci bene posso solo condividere.

Ok, a noi dicono di bere il latte perché contiene calcio e noi ne abbiamo bisogno. Il dottore, invece, dice che il calcio di cui noi abbiamo bisogno non si trova nel latte, bensì nei porri, nelle verze e crucifere in generale, nel prezzemolo, nelle mandorle, insomma, in tantissimi altri alimenti.

I cicli della natura li dovremmo prendere per buoni, dovremmo capirli e seguirli.

Invece i nostri ritmi ci hanno fuorviati e ci hanno distaccato da questi cicli anni luce.

La mia soddisfazione più grande, a parte la salute, è che mangio con grande piacere, non mi manca nulla anche perché riesco a riprodurre tantissime ricette adattate alla mia alimentazione.

La cosa più bella è che quando mangio lo faccio con serenità, senza sensi di colpa, perché quello che mangio, dolci compresi, sono cibi che mi piacciono e mi fanno anche bene.

Certo è che soprattutto all'inizio ho combinato tanti pasticci perché magari sbagliavo le combinazioni alimentari, ma con il passare del tempo ho imparato tutto a memoria e vado tranquilla.

Ho avuto qualche episodio in cui non riuscivo a digerire bene, o forse perché bevevo poco, o capitava che non mangiavo tanta verdura, o nel mio colon si sono formati dei fecalomi e magari non andavo in bagno per tre giorni.

Io, prima di ogni cosa, come appreso dal dottor Mozzi, prendevo subito dell'acqua bollente per rimediare agli errori.

Dovete sapere che quando vi capitano episodi di cattiva digestione, il dottor Mozzi consiglia di bere delle tazze di acqua bollente, bevuti a piccoli sorsi. Dovrete bere fino a buttare fuori l'aria che vi siete procurati.

Una volta digerito bene, sicuramente vi sentirete meglio.

Nel corso della mia esperienza, ci sono state tante persone che mi hanno aiutata, soprattutto in cucina, perché ci sono tantissime persone che praticano questo regime da molti anni e, in virtù della loro lunga esperienza, condividono ricette e libri dedicati all'alimentazione del gruppo sanguigno. Anche il dottor Mozzi ha pubblicato due libri di ricette. Tutto cibo semplice e facile da cucinare.

Ovviamente, non sperate di mangiare una pizza come la classica pizza a cui siete abituati.

Ma sicuramente sono buone e fanno bene e vedrete che pian piano vi abituerete.

Così come per i dolci, consumati comunque con parsimonia, vedrete che saranno buoni e non hanno nulla da invidiare ai classici dolci, che invece fanno male.

Lo sgarro è un argomento molto personale.

Se vi siete disintossicati per bene, ogni tanto, un'eccezione alla regola non sarà la fine del mondo.

Sono un essere umano anche io, non vengo da Marte!

Ogni tanto il mio sgarro era una bella graffa fritta a colazione, dolce specialità catanese.

Ognuno però dovrà capire da sé come calibrare al meglio la propria dieta.

Ogni tanto non vuol dire una volta a settimana, capiamoci.

Ogni tanto è da intendersi come una volta al mese o ogni due mesi.

Se, per esempio, vi capita una festa di compleanno e volete mangiare una fetta di torta classica, provate e vedete che effetto vi fa.

Sicuramente non sarà la fine del mondo.

Ma se mangerete la torta classica per tre o quattro giorni di fila, probabilmente avrete qualche disturbo.

Solo l'esperienza vi farà capire e in base alle conseguenze che pagherete, la volta successiva ci penserete sicuramente.

Io, per esempio, ho da raccontarvi la mia esperienza di agosto 2018.

Ero in vacanza nel mio hotel preferito, a Siracusa, e quella volta esagerai non poco.

Come già detto, ho avuto sempre disturbi con amidi e farine: mi si gonfiava sempre la pancia e non le digerivo bene.

Quell'estate, a colazione, per 7 giorni di fila, dopo avere mangiato le mie cose, mangiai anche qualche pezzo di torta, cornetti, crêpes, insomma qualcosa di non consentito.

La cosa strana era che in quel momento le digerii bene, non soffrendo di alcun disturbo postumo, così, appunto, ne approfittai per 7 giorni.

"Guarda non mi ha fatto male", dicevo a Carmelo tutta contenta, non sapendo invece cosa mi sarebbe aspettato.

Una volta rientrati a casa, iniziai ad avere dei crampi allucinanti allo stomaco.

Un dolore lancinante che mi impedì addirittura di mangiare per tre giorni.

Pensate che festeggiammo il compleanno di Carmelo e io non riuscii a mangiare niente, per quanto stavo molto male.

Poi, per fortuna è passato, dopo digiuno, camomilla e brodini vari, ma vi garantisco che non è stato piacevole, soprattutto perché dovetti pure disdire un week-end a Taormina.

Insomma, avendo pagato così a caro prezzo quella settimana a suon di cornetti, capite bene che non mi sarà facile poterla dimenticare. E per fortuna, aggiungo io col senno di poi!

L'estate successiva, infatti, nello stesso hotel non mi sono fatta fregare.

Siamo stati 10 giorni, e gli sgarri sono stati in totale solo tre: due a colazione e uno per l'aperitivo.

Il mio stomaco ha retto benissimo, anche perché, dopo lo sgarro cercavo di non mangiare al pasto successivo: così, se sgarravo a colazione, saltavo il pranzo; se sgarravo per l'aperitivo, saltavo la cena.

Insomma, ognuno di noi è diverso, non c'è una regola ben precisa, dobbiamo imparare a conoscere il nostro corpo e le varie reazioni, notandole subito dopo aver mangiato.

Difatti, il dottor Mozzi consiglia di tenere un diario alimentare per segnare tutto ciò che ingeriamo. I nostri pasti dovranno essere semplici, una proteina e due verdure consentite vanno più che bene, in modo da poter facilmente individuare l'alimento nostro nemico.

Perché attenzione, siamo tutti diversi e quello che lui consiglia per tutti ovviamente non è Bibbia, come dice sempre lui.

Nel senso che ognuno di noi è un soggetto a sé: se, dopo attenta osservazione, appunto, notate che non tollerate un alimento che lui dà come benefico o neutro, dovrete certamente eliminarlo dalla vostra dieta.

Però, ci ha donato una grande strada, una selezione di alimenti che ci permettono di partire almeno da un punto significativo.

Chi me lo doveva dire a me che il pollo, la zucca, le lenticchie, il sesamo, i ceci mi fanno male?

Di certo non me lo ha detto nessuno, tranne lui.

Attenzione che male non vuol dire solo che non lo digeriamo bene, anche perché il pollo lo digerivo bene. Degli alimenti sconsigliati sicuramente ce ne sono tanti che anche io digerisco bene, ma non li mangio più. Perché il fatto che li digerisca bene non significa affatto che non facciano comunque male, magari nel medio periodo.

Per esempio Carmelo la carne rossa la digeriva benissimo, ma, facendo delle prove, ci siamo accorti che gli veniva subito un gran mal di testa.

Siamo tutti diversi e ognuno di noi sviluppa intolleranze personali, questo che sia chiaro.

Ho da raccontarvi un'altra cosa che destò parecchio la mia curiosità, quando iniziai a studiare questa alimentazione.

Avendo seguito per molti anni tante diete, tutte fallite, come già detto, la cosa che mi sbalordì non poco è che il dottore non suole sviluppare una dieta, come invece fanno per prassi i dietologi.

Nel senso che gli alimenti non si devono pesare, e non c'è nemmeno un piano alimentare settimanale: a colazione questo, a pranzo un tot di questo e pochino meno di quello, a cena quest'altro, per il lunedì, il martedì e così via, per ogni giorno della settimana.

Per essere più precisa, ti sconsiglia cosa mangiare a cena, ossia amidi e zuccheri.

Mai vista una dieta così!

Una sorta di *"démerde-toi"*[15], direbbero i francesi, (è proprio il caso di dire, dico io) nel senso che quello che vorrai mangiare durante la settimana lo dovrai capire e scegliere da solo. Lui, come già detto, dà una lista di alimenti dalla quale partire, e poi ognuno dovrà capire da solo cosa e quando mangiare.

Personalmente, ritengo che questo lui lo faccia proprio perché non siamo tutti uguali, e ciò che io tollero bene, non vuol dire che gli altri lo tollerino allo stesso modo, proprio perché non siamo tutti uguali. Il nostro piano alimentare alla fine saremo noi a stilarlo, con l'esperienza. Per esempio, per le persone del gruppo B, il dottor Mozzi annovera la soia tra i cibi neutri, ma a me personalmente mi manda di corsa…al gabinetto! Così ho scoperto che proprio non la tollero. Questa è una MIA intolleranza personale. Poi conosco tantissime persone di gruppo B che, invece, la soia la consumano, perché non reca loro nessun problema.

E vi sembrerà strano, ma questo modo di concepire una "dieta" mi ha fatto *"intrippare"*[16], lasciatemelo dire in catanese…!

---

15 Si tratta di un'espressione che può avere un'accezione decisamente volgare, ma, anche più comune e colloquiale: "cavatela da te, arrangiati!".

16 Mi ha coinvolta pienamente.

Sapete perché? Perché stimola a studiare, a cercare di capire, a prestare attenzione a ciò che si mangia; è come un pungolo che ti consente, rimettendo tutto in discussione, di farti coinvolgere da una ricerca curiosa che non finisce mai…

Peraltro, non solo sarai tu che dovrai capire cosa ti fa bene e cosa ti fa male, a livello di alimenti, ma ti farà anche cercare di capire quale sarà il metodo di cottura di questi alimenti più adatti a te.

Insomma, c'è molto lavoro nel seguire questa alimentazione, molta sperimentazione, molta attività mentale, non è la classica dieta senza stimoli, in cui sei solo un seguace passivo (quasi una vittima… che tristezza!), ma sei attore attivo, e, sinceramente, a me piace anche per questo!

Per quanto riguarda la dieta mediterranea, ho scoperto che quella che ci propinano non è esatta. I romani mangiavano carne, pesce, uova, verdure, legumi, qualche cereale come segale e orzo e qualche frutto, come fichi e prugne o frutta secca. Di certo, non c'erano tutte le solanacee che provengono da oltreoceano e che noi conosciamo esattamente dal 1492 anno in cui Cristoforo Colombo approdò in America, ma che sono state introdotte nella cucina italiana dalla seconda metà del settecento. Pensate che un piatto che rientra nella dieta mediterranea è la pasta con il pomodoro anche se il pomodoro non ha niente di mediterraneo. Sappiamo che le arance provengono dalla Cina, che il mais proviene sempre dal Sudamerica, così come il tacchino, la zucca, le zucchine, il cacao i fagioli per non parlare della frutta che proviene appunto dai paesi caldi del Sudamerica e dell'Africa.

Tempo di bilanci

Fin da piccola ho imparato che in questo pianeta siamo veramente in tanti, ad oggi superiamo i 7 miliardi di persone. So che esistono tante religioni, con le quali mi sono confrontata per tanto tempo e incuriosita. Da esse ho appreso che non mangiamo tutti le stesse cose.

Il fatto che ebrei e musulmani non mangino maiale mi ha sempre fatto pensare ma vi posso assicurare che li ho sempre rispettati, non mi sono mai permessa di prenderli in giro, di denigrarli, di avere pensieri razzisti, mai.

Del resto, lavorando al Club Med, ho conosciuto persone che venivano da tutto il mondo e delle più svariate religioni, ma non vi nascondo che per ebrei e musulmani ho sempre avuto un debole.

Una cosa che ho imparato lavorando con persone che provenivano da tutto il pianeta è il rispetto, se non bastasse comunque l'educazione che mia madre mi ha dato. Sì, il rispetto.

Mi reputo una persona molto aperta che non ha mai avuto paura di chi è diverso da me, anzi.

Ho sempre rispettato ciò che la gente mangiava e quando cenavo con un ebreo o un musulmano vi dico solo che non ordinavo mai maiale e mai del vino. Non perché loro me lo vietassero, per carità, ma trovavo solo carino avere rispetto delle loro scelte, avere quella piccola attenzione che magari faceva loro piacere e vi posso assicurare che non ho mai sofferto di nessuna privazione: ero io che, consapevolmente, lo sceglievo.

Anzi, mi faceva sentire speciale, diversa, un po' più vicina a loro, alla loro cultura, alle loro tradizioni.

Tutto ciò mi ha sempre affascinato.

Come vi ho raccontato anche io non ho mai mangiato tante cose e, fin da piccola, se per esempio ero invitata a cena e c'erano i broccoli, io non li ho mai presi, li lasciavo lì dicendo semplicemente *"grazie ma non li gradisco"*.

Non mi sono mai forzata di doverli mangiare per educazione, per non rifiutare, per non offenderli, mai. Anche perché gli alimenti che non gradisco sinceramente mi danno di stomaco, e trovo molto meno carino il dovermi alzare dal tavolo per andare a rimettere. Diciamolo, non è fantastico. Meglio dire: no grazie.

Tra i tanti amici che ho, quando organizzo le feste a casa o al ristorante, sono stata sempre attenta a ciò che mangiano i miei ospiti.

Dunque, c'è chi non mangia maiale, chi non mangia carne, chi non ama il pesce, chi le verdure, chi è celiaco, chi è allergico ai formaggi, chi è allergico al pomodoro e potrei andare avanti fino a domani.

Per ognuno di loro, però, ho sempre trovato un menù ad hoc, stando sempre attenta a far trovare in tavola del cibo che andasse bene per tutti. Che non sia mai che qualcuno resti morto di fame a casa mia, non può esistere!

Sono siciliana, non me ne vogliate!

Tutto ciò io lo chiamo rispetto, anche se equivale a cucinare tante pietanze in più.

Del resto, è impensabile invitare delle persone a cena e far trovare loro ciò che non mangiano, lo trovo alquanto maleducato.

Difatti, io so perfettamente cosa mangia e cosa non mangia la mia cerchia di amici e quando organizzo una cena ho la santa abitudine di chiedere a tutti *"che mangiamo stasera?"*

Non decido solo io, anche se siamo a casa mia.

Sono sempre stata molto attenta e rispettosa.

Di contro, però è vero anche che non tutti la pensano come me, ma figuratevi, ci sono abituata, non lo pretendo neanche.

Come sapete è da quattro anni che sostanzialmente io non mangio cereali con il glutine, e come sapete qui in Sicilia c'è grano ovunque. Tra pane, pasta, arancini, tavola calda, dolci come un po' in tutta Italia. Sono le nostre tradizioni culinarie, parte del nostro patrimonio culturale. Sono stata spesse volte invitata a feste e cene dove da mangiare c'era solo tavola calda, o aperitivi con salumi di maiale che non mangio, pizze che non mangio, formaggi che non mangio, insomma per me spesso non c'era mai niente da mangiare.

Voi direte, -*va beh ma per una volta se mangi queste cose che succede?*
Provatelo voi cosa vi succede, sicuramente ne paghereste le conseguenze.

A me è successo e se devo stare male per una settimana con forti crampi e dolori di stomaco, preferisco di gran lunga astenermi dal mangiare.

Ma poi, Signori, io non mi sognerei mai di dire a un vegano: *va beh, per una volta mangiati la carne, che ci fa?*

Non lo farei per tutto l'oro del mondo. Non è rispettoso, scusatemi! Quando ho ospiti, chiedo a tutti cosa non mangino… è la base!

Ma poi non è che voglio il resoconto del perché lui non mangia quell'alimento!

Ma a me che me ne frega? È una sua scelta o necessità, per motivazioni animaliste, per valori ecologisti, oppure che ne sia intollerante, oppure che non la digerisce bene; non posso chiedere spiegazioni, scusatemi. Ognuno deve mangiare ciò che vuole e deve essere rispettato senza bisogno di avanzare giustificazione scritta, firmata e controfirmata.

All'inizio non vi nascondo che ci restavo male, ma poi non mi sono fatta più fregare.

Se sapevo che per me non c'era niente da mangiare, perché chi mi ospitava non aveva avuto l'eleganza di prepararmi neanche due uova sode con l'insalata, allora le cose sono due; o mangiavo a casa mia e poi andavo, oppure portavo il mio cibo da casa, tutto qua.

Io mangio quello che dico io, in qualsiasi luogo e con chiunque io mi trovi.

Non mi pongo problemi di nessun tipo.

Perché io voglio stare bene e se mi metto a pensare *sì, va beh, per una volta che ci fa?* Il problema è che non è una volta, sarebbero milioni di volte, perché ci sono feste e festini ogni giorno.

Figuratevi che io tutti i giorni scendo in officina con Carmelo, e i miei 4 pasti, colazione pranzo e due spuntini li consumo fuori casa, tra ristoranti e bar.

"Ma tu come fai?" Mi chiedono tutti.

Beh, mi organizzo, tutto qua, perché volere è potere, sempre. Al centro storico di Catania ci sono tanti bar e ristoranti che si occupano della pausa pranzo, figuratevi sono tutti amici.

Io ho coinvolto tutti, e allora ho chi mi fa le crêpes di quinoa alle 8,30 del mattino, chi vende i biscottini di sole mandorle, chi per pranzo mi cucina la mia pasta con farina di piselli, chi mi prepara la mia amata carne con le verdure; insomma, ho attivato una vera e propria rete affinché anche fuori, quotidianamente, non mi manchi niente.

Oppure mi preparo qualcosa a casa e la porto con me.

Non di rado, mi si potrebbe vedere passeggiare per strada con in mano il mio uovo sodo, oppure seduta su una panchina a mangiare il mio carpaccio di manzo crudo che tiro fuori dalla borsa con una nonchalanche da far paura, o la mia quinoa con il tonno alle 8 del mattino.

Non mi importa di niente se tutto ciò mi fa stare bene, credetemi. Di certo non mi importa di cosa pensi la gente, io sto bene così.

Oggi sono felice delle mie scelte e dei risultati ottenuti perché sono serena e senza problemi di salute e, quando capita quelle due volte l'anno in cui combino dei pasticci, oramai so anche come porvi rimedio. Se non riesco da sola, chiedo aiuto ai miei amici medici che ne sanno sicuramente più di me e che subito mi tranquillizzano e mi aiutano, nel pieno rispetto delle mie scelte.

Una volta, ad esempio, mi capitò d'avere un improvviso

calo della vista, come se vedessi "annacquato". In realtà, era già la terza volta che mi succedeva. Così, un po' più preoccupata delle volte precedenti, mi risolsi a chiamare una mia amica medico, che mi consigliò subito di bere. Mi disse che era un po' di disidratazione e che avrei dovuto bere un po' di più, anche perché era estate. Così feci. Così non si ripresentò mai più quel sintomo.

A proposito della mia allergia primaverile, grazie ai video del dottor Mozzi, ho imparato anche che, se sei allergico alle graminacee, assolutamente non le devi mangiare.

Ecco, finalmente qualcuno che risponde alla mia domanda. Ero molto giovane quando mi venne questo forte dubbio, e, a distanza di molti anni, ero felice di aver trovato un medico che mi desse una spiegazione anche per questo.

Del resto, a me sembrava abbastanza logico non mangiare grano, data la mia forte allergia, ma se il medico dice che puoi mangiare quel prodotto, ti affidi alle sue conoscenze, come quasi fosse un ordine perentorio.

Come già detto, iniziai la mia dieta a giugno del 2017 e non vedevo l'ora che arrivasse la primavera del 2018 per poter constatare con gli occhi miei se l'allergia fosse migliorata. Quello che scoprii andò ben oltre le mie più rosee aspettative: la mia allergia era sparita del tutto! Con grande gioia, a partire da quella primavera, non ho più emesso uno starnuto. Neanche uno!

Da qui, i miei ricordi vanno all'episodio di quando andai a pescare a Marzamemi.

Sì, l'aria e l'acqua di mare è vero che danno molto sollievo, ma, principalmente, la mia riflessione ricadeva sul fatto che in quei giorni non mangiai farine, né porcherie varie, ma solo pesce fresco appena pescato e spesso anche crudo. Dunque, non assumo nessun antistaminico da 4 anni e la mia forte allergia, oggi, è solo un brutto ricordo.

Oggi mangio così

Dal 1924, anno di nascita di mia nonna, ad oggi, è cambiato un mondo, ovviamente. Eppure, in questo mio percorso non di rado mi sono soffermata sul pensare che, qualcosa (e, forse, anche più di qualcosa) varrebbe la pena recuperare: alcune caratteristiche dell'alimentazione, ad esempio, tra queste.

Ricordo perfettamente che lei mi raccontava cosa mangiassero a colazione e vi posso assicurare che non era cappuccino e cornetto.

A colazione mangiavano spesso le minestre che rimanevano la sera prima, oppure gli avanzi di carne o di pesce. Mangiavano anche le uova. I dolci erano riservati per le feste e le occasioni speciali, quindi veramente pochissime volte. E poi mangiavano tanti legumi. Non consumavano zucchero tutti i santi giorni, dalla mattina alla sera come facciamo noi oggi. Il pane lo si preparava una volta a settimana e doveva bastare per tutta la settimana successiva; consumarlo raffermo era quasi una regola. Si trattava di un grano ancora non geneticamente modificato e privo di prodotti chimici. Da che ho memoria, ricordo la nonna che disprezzava il "nostro" pane: *"sembra colla"*, asseriva assai perplessa. Quanto aveva ragione!

Vorrei che si capisse che per me intraprendere questo cammino non è stato mai concepito come un sacrificio, bensì come un'opportunità.

Il dover passare tutto il giorno fuori in bar e ristoranti non mi ha mai causato dolore o voglie di tutte quei dolciumi a cui ero abituata a mangiare. Non mi sono mai mancati, anzi, fin da subito, ho voluto vederli come nemici della mia salute, proprio in virtù di quei benefici che da subito ne ho tratto, semplicemente eliminandoli dalla mia dieta. In compenso, non dovete pensare che io faccia la fame o che mangi solo in modo spartano, senza sapore, senza gusto, senza godimento. Tutt'altro!

In tantissime ricette riesco ad ottenere ottimi risultati. Di alcune dall'indiscusso buon gusto, se non vi dicessi che non c'è glutine, né lattosio, non ve ne accorgereste neanche. Senza falsa modestia, non è raro che delizi i palati dei miei amici (anche i più esigenti) con la mia cucina: tutti sbalorditi del come riesca a preparare pietanze così buone.

"Certo, tu, da brava siciliana, avrai doti culinarie nel sangue! Certo, tu, avendo tanto tempo a disposizione, puoi darti all'alta cucina!" Immagino stiate pensando… Eppure non è così: sono siciliana per tanti aspetti che contraddistinguono la mia terra, ma non ho mai coltivato l'arte culinaria. Sono nella media, non posso vantare alcun primato, né alcun talento particolare, in questo campo. Ciò che mi preme sottolineare è che cambiando la prospettiva, si può comunque mangiare con gusto. Insomma, bando al pensiero della "rinuncia" e largo all'opportunità di stare, in poche mosse, non solo meglio, ma benone!

Certo, all'inizio non avete idea di quanto cibo abbia dovuto buttare, ma per fortuna con l'esperienza e le persone giuste, sono riuscita nel mio intento. Mangiare cose buone e che fanno bene alla mia salute! Fantastico, no?

Quello che mi preme dire è che non faccio la fame, in realtà non mi privo di niente!

Nel mio account instagram "iosonoguarita" avete a disposizione una parte del repertorio fotografico del cibo che oggi mangio. Ho sempre amato fotografare il mio cibo (come già sapete ho proprio la fissazione) anche quando c'erano i tanto amati rullini fotografici.

Ovviamente non mangio dolci e zuccheri tutti i giorni, neanche quelli senza glutine né latticini. Riesco benissimo ad assaporare una colazione "salata" senza nessun problema, e, come consiglia il dottor Mozzi, i dolci vanno riservati alle occasioni. Lo zucchero non può essere quotidiano, soprattutto se si deve guarire da una patologia. Io, i primi sei mesi di dieta, mi concedevo due quadratini di cioccolato fondente all'85%, ma proprio solo la domenica e pochissima frutta dato che ho iniziato in estate. Importantissimo, se mangiate un frutto cercate di abbinarlo sempre ad una proteina. Io, per esempio, mangiavo una fetta di ananas e 5 mandorle. Le proteine, dice il dottor Mozzi, fanno assimilare meglio lo zucchero, soprattutto quello della frutta, perché frenano il cosiddetto picco glicemico, causato proprio dallo zucchero.

È doveroso dirvi che il mio cibo quotidiano è molto semplice. Carne alla piastra con insalate o verdure al vapore, pesce al vapore, scottato o al forno, pesce e carne cruda, carne al forno. Anche le uova crude, se so che sono freschissime e allevate a terra le mangio con piacere.

Nei libri di ricette del dottor Mozzi avete tantissime ricette molto semplici ma piene di gusto. Sicuramente, un'ottima base dalla quale partire.

Poi, però man mano che la nostra salute migliora e che ci cimentiamo nella preparazione di ricette molto semplici, sicuramente avremo voglia di altre cose, di cercare altre ricette adatte a noi o da poter adattare facilmente alla nostra alimentazione.

Personalmente quando ho voglia di qualcosa di buono o voglio fare bella figura con i miei ospiti o semplicemente voglio accontentare Carmelo in una sua richiesta (perché vi assicuro che le "voglie" ora le ha, eccome!), mi affido a lei, alla Chef Sara Giulia Tommasi.

Nel suo libro e nel suo blog mette a disposizione centinaia di ricette testate e sperimentate nella sua scuola di cucina, tutta dedicata oggi all'alimentazione del gruppo sanguigno.

Da questa mia esperienza ho imparato tantissime cose nuove e sono grata alla vita che mi ha dato questa grande opportunità, malgrado i miei 4 anni di sofferenza.

Il mio vuole essere un messaggio di speranza e grandissima volontà.

Noi possiamo fare qualcosa per la nostra salute. Non dobbiamo fermarci mai. Dobbiamo provare e riprovare fino ad ottenere risultati apparentemente impossibili.

Personalmente, ho imparato ad amarmi ancora di più.

Ho imparato che, se si vuole, la salute si può ri-conquistare.

Ho sicuramente imparato a mangiare meglio e, soprattutto, ho imparato a ragionare con la mia testa, ad andare oltre, a sperimentare e a vedere con i miei occhi.

Bilancio consuntivo

Sono ormai quasi quattro anni che seguo l'alimentazione del gruppo sanguigno e, se mi permettete, riepilogo di seguito le mie conclusioni.

Non ho più avuto attacchi di panico, di ansia, di tachicardia.

Non ho più depressione, anzi sono felice ed energica.

Non ho più avuto coliti, diarrea, gonfiore addominale, meteorismo.

Non ho più avuto mal di testa né mal di schiena di nessun tipo.

Non ho più avuto forme di herpes labiale.

Non ho più avuto dolori notturni né crampi.

Non ho più delle micro-cisti all'ovaio sinistro.

Non mi sanguinano più le gengive.

Non ho più nessuna forma di allergia in "primavera", non più uno starnuto.

Quegli odori sgradevoli in sala da bagno non ci sono più.

I tic nervosi che avevo nell'occhio e nella spalla non ci sono più.

Niente più cellulite.

Le smagliature si sono risanate.

Non ho più forfora né doppie punte.

Non russo più.

Ho perso 32 chili.

Colesterolo e trigliceridi sono perfetti così come non ho più infezioni delle vie urinarie.

Non ho più quella paura che spuntava dal nulla, quelle crisi. Il dottore spiega bene che quegli attacchi di panico con tachicardia e ansia in pratica sono un blocco della digestione e che si risolvono facilmente bevendo una tazza di acqua bollente, facendo uscire tutta l'aria che si è formata nello stomaco. Io ho provato e sparisce all'istante.

Ho provato perché all'inizio di questa dieta anche io ho combinato dei pasticci, per esempio ho mangiato del riso con la carne rossa non digerendo bene. Il riso va abbinato a carne bianca, pesce, uova e verdure non amidacee.

Così, con questo rimedio molto semplice e a costo zero ho risolto i risultati dei miei errori, in tempi brevissimi.

Non prendendo nessun farmaco ho risolto tanti problemi, vi sembra poco?

A me no, anzi è tantissimo.

In quasi quattro anni non ho più preso un farmaco e sono fiera e felice dei miei risultati, perché non ve lo devo dire?

Carmelo sta bene, mia madre sta bene.

Per me va bene così e vi posso assicurare che non ho bisogno di nessuna prova scientifica, perché siamo noi la prova scientifica.

Ogni volta che faccio le analisi di controllo le invio ai miei 4 amici medici e tutti mi dicono che sembrano le analisi di una ventenne. Io, ad oggi, ne ho 42. Vi sembra poco?

Ho il dovere e il diritto di credere a ciò che ho visto con gli occhi miei.

E io ho visto dei risultati eccezionali, in pochissimo tempo, a costo zero e senza assumere alcun farmaco.

Oggi sono serena e felice. Anche il mio umore è molto cambiato. Prima ero sempre nervosa, triste, incazzata e mi seccavo per ogni cosa, mentre oggi ho capito che il mio malumore proveniva dai troppi zuccheri e dai cibi che per me non andavano bene.

Quando vi ho detto che non ero impazzita, che sentivo di avere dei momenti di lucidità e che invece stavo spesso male a stomaco pieno, ho scoperto, dalle spiegazioni del dottor Mozzi, di avere ragione.

La mia depressione, con ansia, attacchi di panico, tachicardia e malumore in generale li ho avuti a causa di un'alimentazione sbagliata, per me, e di una conseguente cattiva digestione.

La prova è che una volta eliminati questi cibi (ripeto, per me non adatti), non ho più avuto questi problemi. Mai più!

Il mio pancino sta bene, la mia mente sta bene e io sto bene.

Ho cercato in qualche modo di lasciare in queste pagine la mia testimonianza di guarigione e spero di averlo fatto nel migliore dei modi.

Ovviamente, i concetti del dottor Mozzi sull'alimentazione del gruppo sanguigno sono veramente infiniti, potrei parlarne per giorni, ma non tocca a me!

Se ho suscitato in voi la curiosità, la voglia di imparare cose nuove per metterle in pratica, per verificare su di voi o sui vostri cari i suoi dettami, vi rimando alle sue pubblicazioni e ai suoi video, che sono come una scuola da cui imparare.

Quello che purtroppo ci accomuna tutti, in questo pianeta, sono le malattie.

Vi lancio una sfida: provate a cercare qualcuno che non abbia mai avuto problemi di salute. Beh, non so se lo troverete… tutti abbiamo in famiglia persone malate, questo è un dato di fatto. Ovviamente nessuno qui vi dice di non andare più dal vostro medico e fare di testa vostra, per carità! Nessuno vi dice di buttare via i farmaci da soli senza il consulto del vostro medico. Che sia chiaro questo! Ma sappiate che anche questa strada può portare a dei grandi risultati. Sta a voi scegliere!

Non ho interesse di convincere nessuno, perché ognuno deve trovare il proprio modo per migliorare la qualità della propria vita. Io ho trovato il mio, che oggi mi riempie di gioia e mi dà la serenità e la salute che, a lungo, avevo perduto.

Oggi sono di nuovo Emma, con in più una grande lucidità mentale che non ho mai avuto prima.

Per questo motivo mi sento di ringraziare profondamente il Dottor Piero Mozzi e suo figlio Dottor Martino Mozzi e augurare loro tutto il bene del mondo.

Grazie, grazie, grazie!

Fonti consultate

Sito del Dottor Mozzi
www.dottormozzi.it

Sito della Cooperativa "Le Mogliazze" produttori di fi-
toterapici e alimenti adatti all'alimentazione del gruppo
sanguigno.
www.mogliazze.it

Tutti i libri del dottor Piero Mozzi e del dottor Martino
Mozzi.
www.mogliazze.it

Sito della Chef Sara Giulia Tommasi
www.ricettedietagrupposanguigno.com

Per visionare tutti i nuovi video del dottor Piero Mozzi
intervistato dal giornalista Paolo Bobbiese, iscrivetevi al
canale *YouTube*: MILANOUNO, consigli secondo natura

Contatti

Se avete il piacere di comunicare con me, ecco i miei contatti:

Indirizzo email: iosonoguarita@gmail.com

Clicca anche tu Mi Piace nella mia Fanpage di facebook:
Io sono guarita

Ho un gruppo su *Facebook*, che riporta lo stesso nome del
mio libro:
*Io sono guarita. La mia esperienza con l'alimentazione del grup-
po sanguigno*
Parliamo del mio libro, ma anche di testimonianze di guarigione e di dimagrimento di tante persone che hanno ottenuto risultati eccezionali.

Seguitemi anche su *Instagram* alla pagina:
iosonoguarita

Per condividere le vostre foto su Instagram:
#iosonoguarita

Ringraziamenti al lettore

Ringrazio immensamente tutti i miei lettori per la fiducia accordatami.
Non sono una scrittrice, mi sono sempre occupata di altro.
Ho voluto intraprendere questa strada per essere utile a qualcuno.
Grazie. Grazie. Grazie.

Se questo libro vi è piaciuto, vi è stato utile in qualcosa, se ho saputo conquistarvi in qualche modo, lasciatemi una recensione e condividetelo nelle vostre pagine social.
Se ottengo consensi da parte vostra, vi anticipo che ho già il titolo del sequel di questo libro.
Perché la mia esperienza non è finita qui!

A presto,
Emma Di Bella

www.ingramcontent.com/pod-product-compliance
Lightning Source LLC
Chambersburg PA
CBHW061539120726
48001CB00004B/1626

* 9 7 9 1 2 2 0 0 8 3 9 9 7 *